業績を向上させ強い組織をつくる！

医療・介護の現場を変える マネジメント・バイブル

萩原正英

MB

じほう

■ はじめに ■

　医療や介護の施設では、目の前の患者や介護サービスの利用者に最善を尽くすという発想から、地域に視野を広げて住民目線で医療・介護を横断して発想することが求められてきました。そして、今期待されているのは、将来に目を向け、将来から逆算して地域に求められる医療や介護を発想することです。

　地域における医療や介護のあるべき将来の姿を描いたら、その実現の方法を考えなければなりません。地域との連携や組織、業務、人材などのマネジメントのあり方を考えることが必要になるのです。しかし、一口にマネジメントといっても、その領域は多岐にわたり、何をどこまで考えればよいかがわかりにくいのが実状といえます。そこで本書では、医療や介護の組織がマネジメントを考えるにあたって、実務に役立つ120項目を解説しています。

　マネジメントの120項目を選定するにあたって、まず、「第1章　職場を改善する方法」から「第9章　人の能力の引き上げ方」まで9つの領域を設定しました。そして、それぞれの領域の中で、対極の概念と構成要素に着目して解説する項目を選定しました。

　マネジメントの概念には、対極の概念を有するものが多く見られます。よいマネジメントをするためには、どんな考え方があるのかを知り、そのうえで、どちらの概念を選択するべきかを考えることが大切です。また、多くの概念には、構成する要素が定められているケースも多く見られます。概念に構成要素が存在する場合には、すべての構成要素に対処することがマネジメントの完成度を高めるために大切です。

　医療や介護のマネジメントに有効な対極の概念と構成要素を「マネジメントバイブル」として取りまとめました。医療や介護の経営者や管理者が、組織や職場をマネジメントするときの判断の視点として活用いただければ幸いに存じます。

2018年3月

萩原　正英

執筆者一覧

■第1章〜第9章
　萩原 正英　　日本経営支援センター

■コラム
　浅木 真輝　　日本経営支援センター

目次

第1章　職場を改善する方法

1. 問題解決と課題解決 …………………………………………… 2
2. 問題解決と協働誘発 …………………………………………… 5
3. 生産性＝有効性×効率性 ……………………………………… 8
4. ロスベース発想とゼロベース発想 …………………………… 12
5. 現状起点発想と将来起点発想 ………………………………… 15
6. 現状起点発想と理想起点発想 ………………………………… 18
7. 機能視点と資源視点 …………………………………………… 21
8. 施策の対象と内容（方向と方法）…………………………… 24
9. 対策のカバー範囲と運用範囲 ………………………………… 27
10. 対策がうまくいかない8要因 ………………………………… 30
11. 計画の完成度と実行度 ………………………………………… 33
12. 目標の達成度を左右する目標の明確度と難易度 …………… 36
13. 目標水準と達成期限 …………………………………………… 38
14. 全体目標と中間目標 …………………………………………… 40
15. 進捗管理の期限と目標水準 …………………………………… 43

第2章　物事の考え方

16. 鳥の目と虫の目 ………………………………………………… 48
17. 全体最適と部分最適 …………………………………………… 51
18. WhyツリーとHowツリー …………………………………… 54
19. 拡散思考と収束思考 …………………………………………… 57
20. 目的志向と手段志向 …………………………………………… 60
21. モノ発想とコト発想 …………………………………………… 63
22. 知識量拡大と並行的思考 ……………………………………… 65
23. 連続思考と断続思考 …………………………………………… 68
24. シーケンシャル方式とコンカレント方式 …………………… 70
25. 振り子発想と風呂敷発想 ……………………………………… 73

26	独自性と差別性	76
27	手書きの発想効果と記憶効果	78

第3章　ビジネスの考え方

28	外部環境と内部環境	82
29	経営資源（人，モノ，金，情報）	85
30	経済価値と社会価値	88
31	顕在ニーズと潜在ニーズ	90
32	プロダクトアウトとマーケットイン	93
33	業績と顧客（患者）満足	96
34	顧客（患者）満足と職員満足	99
35	価値拡張と価値転換	102
36	トップカスタマーとテールカスタマー	105
37	スケールエコノミーとシェアリングエコノミー	108
38	市場性と事業性	111
39	自前主義と外部活用（オープンイノベーション）	113
40	プロダクトイノベーションとプロセスイノベーション	116
41	補完と競合	119
42	分業と協業	122

第4章　業務を管理する方法

43	QCT	126
44	定型業務，判断業務，企画業務	129
45	業務特性に基づく改善視点	132
46	業務プロセスにおける人ネックと設備ネック	135
47	業務と定員	138
48	標準化とカスタマイズ	140
49	仕組みと仕掛け	143
50	決める時間と決まる時間	145
51	重要性と緊急性	147
52	結果指標とプロセス指標	150
53	未然防止と再発防止	153

54	品質保証と品質管理	155
55	フィードバックとフィードフォワード	157
56	暗黙知と形式知	159

第5章　業績を管理する方法

57	原価管理（原価低減と原価統制）	164
58	生産性向上と価格低減	166
59	部門別原価とサービス別原価	169
60	購買管理の4レベル	172
61	実績管理と原単価管理	175
62	加算型展開と積算型展開	178
63	面積型展開と階段型展開	181
64	レベル，バラツキ，トレンド	184
65	先手投資と後手投資	187
66	投資対効果と費用対効果	189
67	損益分岐点グラフ（固定費と変動費）	192
68	市場シェアと顧客シェア	195
69	リスクの発生率と影響度	197
70	予防コストと失敗コスト	200
71	財務会計と管理会計	203

第6章　組織の作り方

72	戦略転換と組織変革	208
73	戦略に組織が従う，組織に戦略が従う	210
74	民主的意思決定と独断的意思決定	212
75	トップダウンとボトムアップ	215
76	分権と集権	217
77	機能別組織と事業別組織	219
78	水平的分業と垂直的分業	221
79	縦の統制と横の調整	224
80	垂直的任用と水平的任用	227
81	既存事業の実行力と新事業の発見力	230

第7章　組織の動かし方

- 82　仕事の管理と人の管理 …………………………………………… 234
- 83　企業理念と行動規範 ……………………………………………… 237
- 84　方針管理と日常管理 ……………………………………………… 240
- 85　人事評価の3側面（業績，能力，態度） ……………………… 243
- 86　集団凝集性と目標一致度 ………………………………………… 246
- 87　人間関係の接触度と好意度 ……………………………………… 249
- 88　人間関係の物理的距離と心理的距離 …………………………… 251
- 89　態度類似度と好意度 ……………………………………………… 253
- 90　ビジョン主導型リーダーと業務主導型リーダー …………… 256
- 91　指示的行動と協働的行動 ………………………………………… 258
- 92　回避型モチベーションと接近型モチベーション …………… 261
- 93　難易度と回避型モチベーション ………………………………… 263
- 94　衛生要因と動機づけ要因 ………………………………………… 265
- 95　動機づけ要因の期間と効果 ……………………………………… 267

第8章　効果的なコミュニケーション

- 96　聞いたこと，聞くべきこと ……………………………………… 270
- 97　因果軸質問と時間軸質問 ………………………………………… 272
- 98　経験的対応と特性別対応 ………………………………………… 275
- 99　自分が知っている自分と相手が知っている自分 …………… 277
- 100　説得の構造（主張，論拠，事実） ……………………………… 279
- 101　異論と反論 ………………………………………………………… 282
- 102　論理的主張と共感的主張 ………………………………………… 284
- 103　分配型交渉と統合型交渉 ………………………………………… 287
- 104　Why重視プレゼンとHow重視プレゼン ……………………… 290
- 105　読むプレゼンと話すプレゼン …………………………………… 293

第9章　人の能力の引き上げ方

- 106　知識とスキル ……………………………………………………… 296
- 107　思考力，協働力，実務力 ………………………………………… 298
- 108　階層教育，職能教育，自己啓発 ………………………………… 301

109	リーダーシップ，モチベーション，コミュニケーション	304
110	聞く効果と説明する効果	307
111	行動と意識から見た定着のメカニズム	310
112	教育効果測定	312
113	有効な行動の指導と成績圧力	314
114	配慮的対応と督励的対応	316
115	手段指示と目的指示	318
116	人材開発と組織開発	320
117	職務拡大と職務充実	323
118	ほめると叱る	325
119	ティーチングとコーチング	328
120	A人材とC人材への対応方法	330

コラム

問題を見つけることのできる人・できない人	29
地域から利用者がいなくなっている？	35
手段の目的化に陥っていませんか？	62
新しいアイデアを事業化するためのハードル	92
患者・利用者目線で考える	118
定量化で変わる，業務改善の効果	131
縦割りの弊害	134
工夫に終わりはない	137
「忙しくてできませんでした」の真意	142
「医は仁術なり」といえども	177
議論を活性化させる数字	202
意外と見ていない？　自社の組織図	214
スタッフが辞める本当の理由	236
仕事＝能力×やる気	248
こんなに面白い経営理念	255
思いが人を動かす	286
自ら道を切り開くための説得力	292
所属する組織の価値観を理解していますか？	322

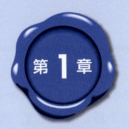

職場を改善する方法

業績をよくするためには,職場を改善することが必要です。
本章では,成果の獲得に有効な正しい知識を解説します。

問題解決と課題解決

> 悪いところを良くする問題解決と理想的状態を実現する課題解決がある。施設や職場を良くするには，問題解決と課題解決の双方が必要である。

▌なぜ，職場の改善が必要なのか

　業務を遂行するときに，過去に類似の業務を遂行したことがある場合であれば，過去に実施した方法と比べて，より良い方法を考えて取り組むことが大切です。収益に関わる業務であれば，より多くの収益を獲得できる方法を考えることが大切です。収益に直結しない業務の場合には，生産性を引き上げることによって，コスト削減に寄与できるようにすることを心がけましょう。

　なぜこうした改善が必要かという点を考えてみましょう。仕事には，通常，競合が存在しています。競合より良い状態にならなければ，競争に負けて，組織の業績が悪化してしまいます。競合が日々改善している中で，自施設では改善していないと，競合の業績は向上する中で，自施設の業績は悪化してしまいます。そうすると，必要なものを買うこともできなくなり，業績の差はさらに開いてしまう危険があるからです。

▌似て非なる「問題」と「課題」

　職場を改善することが必要なので，日々，職場の改善を心がけましょうという点を説明しました。職場の改善という表現を使いましたが，改善には問題解決と課題解決の2種類あります。問題解決と課題解決が何であるかという点を説明する前に，問題と課題という言葉の違いを確認しましょう。問題と課題という言葉は，似ている単語なので混同されて使用されることも多いようですが，実際には意味するところが違います。

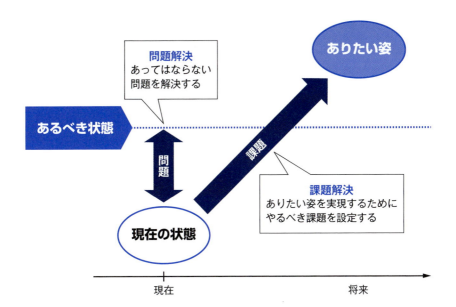

　問題とは，あるべき状態と現在の状態との差です。例えば，稼働率の低さやミスの多さなどのように，あってはならない状況を問題と呼びます。一方，課題とは，将来にありたい姿を描き，その姿を実現するためにこれからやることです。

▼悪いところを良くするための「問題解決」

　あるべき状態と現在の状態の差を解消することが問題解決となります。つまり，職場で問題解決を行えば，施設における稼働率の低さや収益の減少，クレームの発生，業務のミスなどを解消できることになります。

　問題解決を進めるには，まず問題を見つけ出すことが必要です。問題に気づいていなければ，気づいていない問題を解決することはできないからです。問題を見つけるには，職場のさまざまな数値や現象に対して，本来あるべき状態を思い浮かべ，そこに差があるかを確認することが必要です。

　問題を見つけたら，次はその問題を解決することになります。そのとき，問題を引き起こしている原因を明らかにして，その原因を解消できる対策を

考えるという手順で進めることが大切です。原因を調べずに対策を考えて実施するという人も多いのですが，原因を解消しない対策になってしまい，問題を解決できないケースが多いようです。

▎理想的状態を実現するための「課題解決」

　悪いところを良くする問題解決に対して，理想的な状態を実現するのが課題解決です。ですから，課題解決を行うためには，まず理想的な状態を描くことが第1歩となります。自分が所属する施設や部門，その中の業務などについて，現在の状態に対して，より良い状態をありたい姿として描くのです。ありたい姿を描いたら，ありたい姿を実現するために，何をする必要があるかを考えます。これからやることが課題であり，それを実行することが課題解決となります。

　課題解決が問題解決とどう違うのかを理解するために，例え話をしてみましょう。今，フルマラソンの完走に挑戦しようとしている人がいたとします。しかしその人は，足にけがをしており，マラソンのトレーニングをすることができません。この時，けがを治すことが問題解決であり，フルマラソンを完走できるようにトレーニングすることが課題解決となります。

　問題解決と課題解決はどちらも大切なので，常に双方を意識しつつ，同時に実行することが好ましいです。

2 問題解決と協働誘発

> 問題解決の両輪は，適切な解決策を考える力と組織や人を動かす力。施設や職場を良くするには，何をすればよいかを考える力と人を動かす力の2つの力が必要である。

▶問題解決力と協働誘発力

　職場を良くするには，職場の中の問題を見つけ出し，その問題をどうすれば解決できるか考えることが必要です。しかし，良い解決策を見つけ出しても，実行しなければ現在の状態を変えることはできません。

　例えば，会計での待ち時間が長いという点を問題として感じたとします。待ち時間が長いのは，各部署から処理データが送られてくるのが遅かったことが原因だったとしましょう。そこで，各部署の処理データを瞬時に会計へ知らせる方法を考えたとします。これで問題に対する解決策は考えられたことになります。

　しかし，この解決策を実施しなければ，目の前の待ち時間を短縮することはできません。成果を出すためには，各部署に処理データを瞬時に連絡するという解決策に対して協力してもらう必要があります。つまり，問題解決の成果を実現するには，良い方法を見つけ出すと同時に，その方法を職場のメンバーに実施してもらうという協働が必要となります。

▶問題を解決する方法を考え出す力

　職場での問題解決が大切だといっても，ピンとこない人も多いようです。自分の職場の中に，問題などないと思っている人もいるでしょう。では問題とは何か，問題解決とはどういうことなのかという点について考えてみましょう。

職場の業務にミスやトラブルがあれば，ミスやトラブルが発生しているということは問題です。また，ベテランが伝票を処理するのに10分でできるところを，新人が処理すると15分かかったとします。ベテランより余計にかけてしまった5分が問題となります。また，資料を期日までに仕上げることができずに，1日遅れてしまったとします。この1日遅れたことが問題となります。このように，普段の仕事を振り返ると，問題は随所に発生しているものです。

　職場での普段の業務の中で，問題を見つけ，なぜ問題が起きてしまったかを考え，原因を明らかにし，その原因を解消できる対策を考えるようにしたいものです。

▶周囲の人の協働を誘発する力

　問題を解決する過程には，周囲の人の協力が必要な場面がたくさんあります。トラブルが発生した場合を例に考えてみましょう。まず，どのようにトラブルが発生したのかを確認することが必要です。そのトラブルを知っている人からどんな状況で発生したのかを教えてもらうことが必要です。次に，

トラブルがなぜ発生したのかを調べる必要があります。そのときに，トラブルの原因に詳しい人がいれば，その人にトラブルが起きる原因を教えてもらえれば助かります。さらに，原因を解消するための対策を検討するときに，さまざまな改善の経験のある人にアドバイスをもらえればありがたいものです。そして，今までのやり方を変えるという対策を実施するときには，慣れているやり方を新しいやり方に変えるという協力を職場の人にしてもらうことが必要になります。

このように，問題を解決する過程では，さまざまな人の協力が必要になります。そのためには，誰に何を協力してもらう必要があるのかを想定することが必要です。しかし，協力してほしい相手には，それぞれ自分の仕事がありますので，自分の仕事以外に問題解決のための協力をしてもらうことになるのです。周囲の人が，自分の仕事が忙しいと言って，問題解決に協力してくれなければ，問題解決を実行することができなくなってしまいます。

▍両輪なくして成果なし

問題解決による成果を実現するためには，職場で問題を見つけ出す力と周囲の人の協力を促すことのできる力の２つが必要ということを説明しました。次に，この問題解決の思考力と協働誘発の対人力について考えてみましょう。思考力は，頭の中で論理的に考える力であるのに対して，対人力は人を思いやる気持ちや人との接し方のスキルです。この両方の力を持ち合わせている人もいるのですが，どちらかの能力にたけているという人も多いようです。例えば，思考力はあるけれど対人力が弱いという人がいたとします。こういう人は，自分が良いやり方を考えたのに，良いやり方でやらないのは職場のメンバーにやる気がないからだといって，問題解決の成果を実現するに至らないことも多いようです。思考力と対人力の双方の力を高めることが大切です。

3 生産性＝有効性×効率性

> 生産性を向上するには，より良い方法を考えることと，その所要時間を短縮することが大切である。
> 生産性＝有効性×効率性

▶職場の生産性の実情

　人が不足し，募集しても応募がない。医療や介護の現場では，人不足が深刻になっています。人の確保が大切ですが，短期的には今の人員で業務を遂行することが必要になります。政府も生産性向上の必要性を論じており，生産性の向上が関心事になっています。

　一方で，生産性を向上させたいから，今の職場の業務をほかの職場に移管するという発想を聞くことも少なくありません。自分の職場の業務が少なくなれば，自分の職場の生産性が向上するという論理なのでしょう。しかし，自分の職場の業務が減っても，ほかの職場でやっているのであれば，組織全体として見たときに生産性が向上しているとはいえません。そもそも，今やっている業務をほかへ移管するというのは，生産性向上ではありませんが…。

▶生産性を上げるには，有効性と効率性に着目する

　では，生産性を向上することがどういうことなのかを考えてみましょう。それは，インプットに対するアウトプットの比率を高めることです。日常的な業務の生産性の向上は，その業務に投入する時間を短くするか，その業務によって得られる成果を大きくすることによって実現できます。投入する時間を短くすることを効率性向上といいます。業務の成果を大きくすることは有効性向上といいます。生産性の向上は，効率性と有効性の双方を向上する

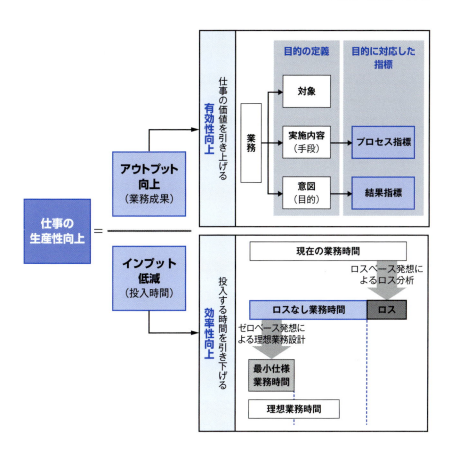

か，あるいはどちらかを向上することによって実現できるのです。

▶業務の価値を引き上げる有効性の向上

　有効性の向上という言葉は，あまり耳慣れない人も多いと思いますが，業務の質を向上すると表現されることも多いようです。一歩踏み込んで有効性を定義すると，有効性の向上とは業務の価値を向上するということになります。では，業務の価値を向上するためには，どうすればよいのでしょうか。端的にいうと，有効性の向上とは業務の目的の達成度を向上するということになります。

では，業務の目的の達成度を向上するには，どうすればよいかを考えてみましょう。まず，業務の目的を明らかにします。業務の目的などわかっているという方も多いのですが，実際には明文化されていないことが多いのです。業務の目的を明確にするには，「対象」と「実施内容（手順）」，そして「意図」を明らかにしなければなりません。この意図が，実質的な目的となります。つまり，業務の意図が達成していれば，業務の目的が達成していることになり，業務の有効性が高い状態になっているといえるのです。このときに，意図を数字で測れるようにすると，現在の業務がどの程度の有効性なのかが明確になります。

▶有効性向上の実際

　有効性について，実際の業務を例に考えてみましょう。総務や管理部門にありがちな「健康管理業務」を例に挙げてみます。健康管理業務の目的は，以下のように定義できます。
・対象：職員
・実施内容：健康状態の把握，健康増進支援等
・意図：健康上の理由で業務に支障を生じさせないこと

　健康管理業務の有効性を数字で測るときには，「健康上の理由で欠勤した日数」などで測れば，この業務の目的がどの程度達成しているかがわかることになります。つまり，「健康上の理由で欠勤した日数」が前年度より減少していれば，健康管理業務の有効性が向上しているといえるのです。

▶所要時間を短縮する効率性の向上

　業務の質的なレベルを引き上げる有効性向上に対して，効率性向上は，業務にかかる時間を短縮することです。先ほども説明しましたが，今やっている業務をほかの人に移管するというのは効率性向上にはなりません。医療の現場では，業務を外部の業者に委託することが多く行われていますが，これでは効率性は向上しません。介護の現場では，ボランティアの人に業務を手伝ってもらうということが見受けられますが，これも効率性向上にはなりません。今やっている業務が10分かかるとしたら，その業務を9分や8分でで

きるようにすることが効率性の向上なのです。

効率性を向上するには，今のやり方の無駄をなくすように考える方法と，ゼロベースで何が必要なのかを考える方法があります。前者をロスベース発想といい，後者をゼロベース発想といいます。

▌効率性向上の実際

効率性について，まず，ロスベース発想で効率性向上を考えてみましょう。職員の健康状態を把握するために，健康診断の受診率を100％にすることにしたとしましょう。そのために，健康診断受診の説明会を開催しました。しかし，欠席者がいたので，その人のために2回目の説明会を行ったとします。このとき，1回で説明できずにもう1回説明会をしたので，2回目の説明会に要した時間は無駄となります。一方，全員が参加する場で説明会を行えれば，1回だけやればよいということになります。つまり，効率性が向上したということになります。

次に，ゼロベース発想で効率性向上を考えてみましょう。業務の効率性向上の理想的状態は，その業務をやらないことです。所要時間が0になるのですから。説明会を開催するのではなく，すべての職員にメールで案内をすることによって，健康診断の受診率を100％にできるのであれば，わずか数十分程度の時間で業務を完了できることになります。

4 ロスベース発想とゼロベース発想

> 発想には，悪い点を考えるロスベース発想と必要最小限を考えるゼロベース発想がある。悪いところは目につきやすいが，悪いところをなくす発想より，白紙に戻して考えることが有効である。

▶効率性向上に有効な2つの視点

　業務の所要時間を効率化するときに，無駄を見つけ出してなくすという発想と，必要最小限の量を考えてみる発想の2通りのやり方があります。無駄をなくすロスベース発想と理想を追求するゼロベース発想では，ロスベース発想で考える人が多いようです。ロスベース発想では，目に見える事象の中で無駄な部分が目に入ればそれをなくそうということであり，事象を見ていれば無駄に気づくこともあります。しかし，ゼロベース発想では，目の前の事象に対して，本当に必要なものは何であるかという点を考えなければなりません。つまり，意識して考えるという行動をとらなければ，ゼロベース発想を活かすことはできないのです。

▶現状の観察に基づくロスベース発想

　ロスベース発想を上手に使えるようにするには，効率化を検討する対象のすべてを観察するという点に尽きます。観察することによって，無駄であるロスを見つけるのです。業務であれば，対象とする業務の最初から最後までをじっくり観察するのです。資材や日用品などの経費であってもロスベースで考えることができます。資材や日用品などの効率化をロスベースで考えるときには，その対象のモノが，施設に入ってから消費，廃棄されるすべての過程を観察します。対象を観察することを通じて，無駄を見つけるのです。

　観察してもロスが見つからないときには，もう1度すべてのプロセスを観

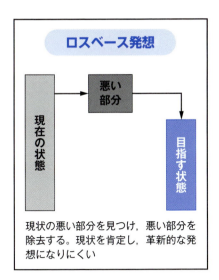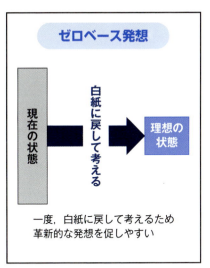

察しましょう。2度観察してもロスがわからなければ，さらにもう1度，ロスがわかるまで観察を続けてみましょう。夜空の星が次第に見えてくるように，何度も繰り返して見ていると，次第に多くのロスが見えてくるものです。

▶理想の追求に基づくゼロベース発想

　一方，ゼロベース発想を上手に使えるようにするには，現状にとらわれずに，現状を白紙に戻して考えることが大切です。つまり，今のやり方を変えるという発想ではなく，新たに始めるとしたら果たして今のやり方にしたのだろうかと自問するのです。今のやり方というのは，あるときに誰かがたまたま決めた方法であって，最適な方法ではないというスタンスで物事を見ることが大切です。

　簡単そうなことなのですが，なかなかゼロベースで考えるというのは難しいようです。なぜならば，今の職場で仕事を始めたときに，今のやり方を教えられて，その通りにやるよう指導されているケースが多いからです。今の業務のやり方を考えた時点では最適な方法であったとしても，IT化などが進展する現代においては，より良い方法がほかにあるケースが多いものです。

2つの発想の中間に着地点を定める

ロスベース発想とゼロベース発想の2つの方法を説明してきましたが，この2つの発想方法をどのように活用するかを説明しましょう。まず，ロスベース発想で考えてみましょう。対象を何度も観察する中で，自分が新たにやり方を決めるとしたら，どのような方法にするかを考えます。すると，現在のやり方のロスがわかると同時に，ゼロベースで考えた新たな方法も描けてきます。

また，ゼロベース発想で考えた通りにできるのであれば，大きな効率性向上の効果を得られるのですが，なかなか難しいようです。そこで，ゼロベース発想で描いた方法の中で活用できる点だけでも活かすようにしましょう。数字に例えていうならば，現在10時間を要している業務があったとします。ロスベース発想で2時間分のロスを見つけられたとします。一方，ゼロベース発想で考えたところ，今の業務を3時間で行える方法に気づいたとします。しかし，いきなり3時間の方法にするのは難しいので，ゼロベース発想で気づいたことの一部を活用しながら，ロスベースの無駄をなくすことを併用して，5時間で業務を行えるようにするという筋道で考えるのです。

5

現状起点発想と将来起点発想

> 現状の悪いところに着目する視点と将来のありたい姿を発想する視点がある。何をやりたいかではなく，どうなりたいかを考えよう。そのとき，やらなければならないことが明確になる。

▼「何をやりたい」と「どうなりたい」

　2人の人が，介護の資格取得について次のような発言をしていたとします。あなたならどちらが確実に資格を取得すると感じますか？

　A　資格を取得したい。資格を取って介護の仕事をするんだ。
　B　介護をしたい。だから資格を取得しなければならないんだ。

　似たような文章なのですが，「○○したい」という願望の表現がついている個所が違います。筆者はこれまでさまざまなケースを見てきましたが，Bさんのような表現をする人の方が，資格を取得する率が高いように感じています。「介護の仕事をしたい」という将来の状態に願望が現れて，「資格を取得する」という表現が「○○しなければならない」という強い表現になっているからでしょう。

▼将来から逆算で考えることの意義

　施設の中での改革を考える場合にも，願望の表現がどこにあるかによって，その実現性が左右される傾向があります。つまり，良い人事制度を構築したいというより，職員が満足する職場にしたいので，人事制度を構築しなければならないといっている人の方が，人事制度の構築を確実に進める傾向が高いのです。つまり，「何をしたいか」ではなく，「どんな状態になりたいか」から考えることが大切ということです。

　ほかの施設でやっていることを見聞きして，自分の施設でもやってみよう

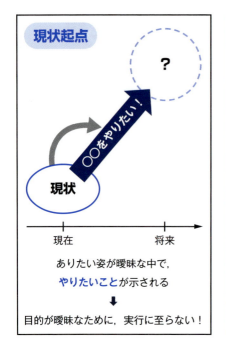 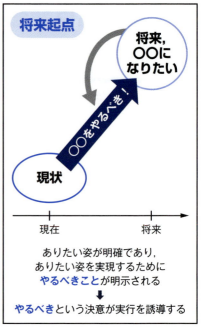

と安易にまねするケースがあります。しかし，こうした安易なケースでは，事を成し遂げることなく頓挫することが多いようです。何をやるかという点から考えていて，どういう状態になりたいかを考えるのが後回しになっているためだと思われます。施設を良い状態にしたければ，何かをやり遂げなければなりません。そのためには，何をするかの前にどうなりたいかという点から考えたいものです。

▶将来起点発想の進め方

　将来どうなりたいかという点から考えようとしても，やりたいことが先に浮かんでしまうことも多いでしょう。そういう場合には，やりたいことが浮かんだ直後に，そもそも自分はどうなりたいと思っているのかと自問自答してみましょう。

　その際，まずは今の状態との対比によって将来の状態を考えることをお勧

めします。施設の将来を考えるのであれば，施設の定員や稼動率，職員の人数，リハビリテーション機器など，多くの側面で現状を考察します。次にそれぞれの側面において，将来どういう状態になりたいかを対比して考えます。当初頭に浮かんだ「やりたいこと」以外に，「やらなければならないこと」が見つかるものです。

▌将来起点発想としてのキャリアプラン

　将来を起点に考えるということを，部下の育成に当てはめて考えることも有効です。短期的にはどんなことを教えるということも大切なのですが，長期的に考えると，部下がどういう職員になりたいかということに焦点を当ててみることが大切だということです。

　つまり，年に1度は部下と個別に会話をして，将来どうなりたいかという部下のキャリアプランを話し合うことが，部下の成長に有効だということです。

6 現状起点発想と理想起点発想

> 現状を良くするスタンスと理想から考えるスタンスがある。変革には，現在の状態をどう変えていくかというスタンスではなく，理想的な状態から考えてみることが有効である。

▶現状を起点に考えるVS理想を起点に考える

　職場や職場の業務を変えようとするときに，現状を起点に考える方法と理想を起点に考える方法があります。前者は，今の状態に対してこれまでやっていなかったことを考え，新たなことをやることによって今の状態がどのように変わるかを考える手順です。これは，今のやり方を起点に考え，現状をどう変えていくかというプロセスです。

　これに対し，後者では，現状を変えるという着眼ではなく，理想的な状態を描き，理想に近い状態を実現するために，何をすべきかを考えるプロセスです。

▶現状を肯定し，革新的な発想になりにくい現状起点発想

　医療や介護の事業では，常に周辺の競合施設を意識して，より良い状態を作り出すことが必要です。競合と比べて差別性や優位性があれば，より多くの患者や利用者に来てもらうことにつながります。しかし，現状を起点に考えると，今の方法にとらわれてしまい，大きな変革の発想を生みにくくなってしまうのです。つまり，競合との間に大きな差を生み出せないのです。

▶周囲の賛同を得るのは難しいが，斬新性を生み出す理想起点発想

　施設の収益を向上させるには，今より多くの患者や利用者に来てもらうことが必要です。今まで来ていない人に来てもらうためには，他施設にはない

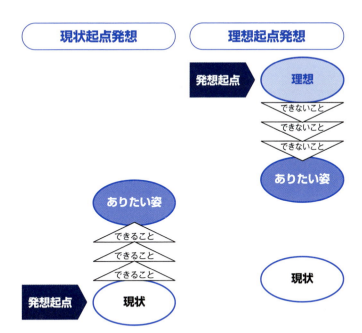

特徴を持つことが不可欠です。しかし，他施設との違いがあっても，患者や利用者に喜んでもらえない着眼であっては，数を増やすことはできません。そのため，患者や利用者の満たされていない点を見つけ出さなければなりません。まずは，ほかの施設がどのようなことをやっているかを調べ上げることが必須となります。

▶双方を理解しつつ，理想起点発想を

患者や利用者が期待していることであって，競合施設がやっていないことを見つけることの必要性を説明しましたが，どうすればそのような着眼を得られるのかという点について説明します。

全く新しいことを考えるというのは，実に難しいものです。そこで，業界外に学ぶというスタンスが役に立ちます。学ぶべき業界は2つあります。1つは，病院や施設の患者・利用者に提供されているサービスです。例えば，警備会社や宅配サービス，フィットネスクラブがどんなことをしているかを

観察するのです。もう1つは，全く違う業界で行われているサービスです。例えば，インターネットによるサービスやネット決済，ホテル業界などに登場しているシェアリングサービスなど，最近新たに登場し成長しているサービスを観察するのです。

　業界外でのサービスの中で，病院や介護の現場に応用できそうなことを見つけ出しても，そのままの状態では導入できないことが多いでしょう。そこで，病院や介護の施設に適用できる形に仕立て直すことが必要です。例えば，他業界での取り組みを参考にして，患者や利用者，その家族向けの電話相談室を立ち上げた施設があります。その法人では，ほかの業界が実施している顧客相談室をヒントにして，患者や利用者，その家族向けの電話相談室を立ち上げました。その取り組みを見ていなければ思いつかなかったかもしれません。このように，ほかの業界の取り組みを観察することは大切なのです。

7 機能視点と資源視点

> 機能と資源から考えると、職場を総点検することができる。各部門の中にどのような経営資源があるのかを確認すると、組織の特徴を導き出せる。

▶職場の状態を確認するには、機能と資源の視点で

新しい部署に異動になったときや、年度の方針を立てるときなどには、部門の全体を確認することが大切です。具体的には、部門の中を確認して、問題があれば解決する計画を立てなければなりません。また、部門としての特徴を理解して、良い点をさらに伸ばすことを考えることも大切です。

このように、部門全体を確認するときには網羅的に把握することが大切です。その場合、機能と経営資源の2つの観点から見ると、組織の全体をもれなく確認することができます。

▶機能とは組織図である

部門を機能で見るといっても、機能という言葉がわかりにくいと感じる人が多いと思います。施設における機能を端的にいうと、それは部門名と部門の中の業務です。施設を例にすると、施設の組織図が機能の体系なのです。組織図には、「〇〇部」、「〇〇課」という部門名や部署が表記されていますが、その「部」や「課」という言葉の前に書いてあるのが機能です。診療部やリハビリテーション部の場合、「部」の前に書いてある「診療」や「リハビリテーション」が機能です。

機能の中にはさらに機能があります。部門という機能の中に、業務という機能があるということです。ですから、部門を見るときには、どんな部門があって、どんな業務を行っているかを見るのです。そのときに、今の機能の

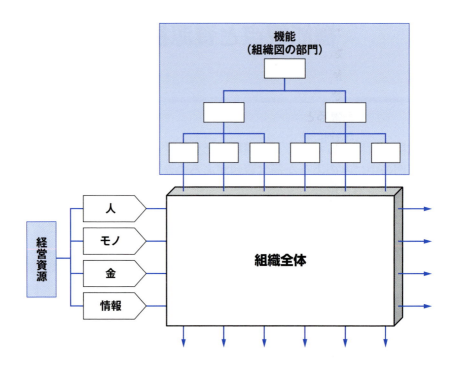

良しあしに加えて,不要な機能や必要にもかかわらず不足している機能を確認することが大切です。

▶機能別に経営資源を総点検する

　組織や部門を機能で見るときに,機能における資源を確認することが大切です。まず,資源とは何かという点を確認しましょう。資源は,正確には組織の経営資源です。経営資源というのは,人や設備,モノ(資材,お金),情報などです。つまり,組織や部門を経営資源で見ることは,各部門の人や設備などの状況がどうなっているかを確認するということです。

　さらに具体的にいうと,次のような項目を確認するのです。それぞれの部門において,人員が適正に配置されているか,配置されている職員のスキルはどうか,部門で使用している検査機器やパソコンなどの設備や機器,薬剤や試薬,診療材料,さらには部門で培われたノウハウなどです。

病院でも施設でも，1歩踏み込むとそこにあるのは経営資源なのです。経営資源で病院や施設が構成されているのです。ですから経営資源を確認するというのは，病院や施設の全体を確認することになるのです。

▌年度計画を考えるときには，機能と資源の全体から

機能と資源は個別に考えるのではなく，統合して考えることが有効です。統合的に考えるというのは，機能ごとに資源を確認するということです。そもそも組織は，資源によって機能を果たしているものなのです。やっていることの是非や過不足については機能を見ればわかり，機能の良しあしは機能における資源を見ればわかるということです。

最後にもう1度，機能と資源で見ることの意義を確認しましょう。新しい部門へ異動になったときや，年度の方針を立てるときなどには，部門全体を機能と資源で総点検するのです。過不足の機能があればすぐにわかりますし，各機能において人や設備などの過不足もわかるので，その先にやるべきことをもれなく考えることができるのです。

8 施策の対象と内容（方向と方法）

> 施策の成功は，対象の特定と内容の具体化で決まる。対策の対象を特定し，具体的な方法を明確にすると，施策は実行されやすくなる。

▶成功する施策の要件

　年度の方針や職場における改善案などを見聞きしたときに，その名称を見ただけで，その施策が実行されて成果の実現に至るかどうかがわかることが多いものです。つまり，施策の名前の良しあしで，その施策が実行されるかどうかがわかるということです。

　例えば，以下の2つの施策があったとします。どちらの施策が実行されやすく見えるでしょうか。

　A　職員教育の実施
　B　会計部署の接遇スキル向上

　Bの施策の方が，実行されやすく感じるのではないでしょうか。両方とも，教育についての施策なのですが，Bの施策は内容が具体的です。施策の名前を読んだときに，具体的な内容が感じ取れる施策は，実行されやすいということです。そこで，職場で実施する施策を決めるときには，施策の名称を具体的にすればよいのです。では，具体的にするとはどういうことかについて考えてみましょう。

▶施策の具体化とは，対象を特定する

　先ほどの2つの施策を見ると，Aは「職員」に対する教育，Bは「会計部署」に対する教育と表現されています。つまりAは，施策の「対象」が職員全体で漠然としています。一方Bは，施策の「対象」が特定されています。

8 ● 施策の対象と内容(方向と方法)

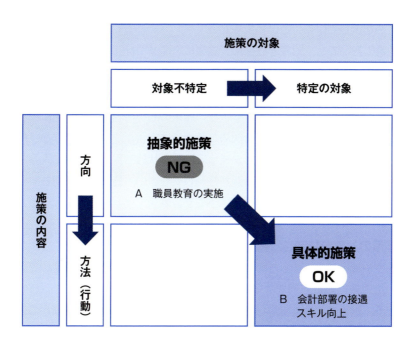

　つまり,対象が特定されている場合には,施策名称に対象を明示することが大切です。施策の名称の中で対象が特定されていない場合,施策の名称を考えている時点では対象を決めていないということが多いようです。施策の対象も決めずに実施の段階に入ると,日々の仕事の忙しさによって,対象を小さくしてしまう傾向があります。例えば,自部署で1時間の勉強会をした程度で,職員教育を実施したといえてしまうのです。

▎施策の具体化とは,内容を明確にする

　施策の名称の中で対象に着目することの必要性を説明しましたが,内容についても着目しましょう。先ほどの施策を例に考えてみると,Aでは「教育の実施」,Bは「接遇スキル向上」と表現されています。Aの教育は,教えるべき内容が多岐にわたり,何を教育するのかわかりません。一方,Bでは,接遇スキルの教育と表現されており,内容が具体的に明示されています。「つまり,Aは教育という方向を示しているにすぎず,Bは何を教育するとい

う方法を示している」といえます。

　内容においても，対象と同様に，施策に名前をつける時点で，内容が具体的に決まっている場合は，その内容を施策の名称の中に入れるものです。例えば，「接遇スキルの教育」ということが決まっているのに，「職員教育」といういい方はしないものです。つまり，施策の名称に内容が具体的に表現されていない場合，施策の名称を決めた時点では内容が決まっていなかったということです。やるべきことが決まっていない状態で実施の段階に入ると，何をやるか決めることもなく時間が経過してしまい，結果として何もやらないということに至るケースが多いようです。

▌施策の対象を特定し，内容を定めることの意義

　施設や職場を良くするための施策を考えるときには，対象を特定して，特定した対象に対して何をするのかという内容を明確にするように心がけましょう。施策の対象を特定して，内容を特定すれば，その施策をほかの人にやってもらうこともできるようになります。ですから，自分が忙しくても手伝ってもらうことができるのです。しかし，対象や内容があいまいな状態で頼むと，依頼された人が対象と内容を決めることになってしまい，自分が期待する内容とは違ってしまったということも起こりやすくなります。

9 対策のカバー範囲と運用範囲

> 対策を打つべき対象と，その対象に対策が機能する条件を考える。対策を実行する前に対象を明確にし，効果を生み出すためには何をすべきかを考える。

▐ 施策の効果の範囲

　職場を良くするための施策を考え，いざ実行しようと思うと，普段の仕事が忙しく，施策に取り組む時間がないということも多いようです。しかし，決めた以上はちゃんとやらなければと思い，結果として限定した対象に施策を実施するということが起きることも多いでしょう。職員全員に接遇研修をしようと思っていたけれど，会計の職員だけに行うといった具合です。

　最初に，職員全員に接遇の研修をすると宣言してしまうと，後になってから対象範囲を限定しにくいので，職員全員に接遇研修をするという方向に向かう可能性がありそうです。そこで，施策を実施するときの施策の対象範囲について考えることが大切です。

▐ 施策のカバー範囲

　施策の実施を考えるときには，まずその対象を決めることが大切です。よく見聞するケースは，接遇研修をするといっておきながら，対象を決めていない場合です。次に，まず特定の部署で実施し，様子を見てから先を決めるというケースもあります。

　施策を実施するときには，常に対象がどこか，誰か，何人か，いくつの施設かという点を明確にしましょう。基本的に，対象の数を数字で決めることが大切です。対象の数が決まっていなければ，施策に要する費用や所要期間もわかりません。また，特定の部署で試行してから，その先の展開を考える

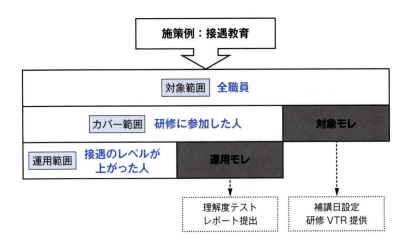

という場合もあるでしょう。そういう場合には，最初はどの部署の何人を対象にして，次にどの部署を対象にするのか，最終的にどこまでを対象とするのかを明確にすればよいのです。

▌施策の運用範囲

　施策の対象を決めたら，その対象の中で効果の及ぶ範囲を想定することも大切です。接遇の研修で考えてみましょう。研修を開催しても，欠席や遅刻，途中で抜け出す人がいるかもしれません。また，居眠りする人，目は開いていてもほかのことを考えている人がいるかもしれません。つまり，対象を明確にしても，全員に効果が及ぶわけではないということです。

　接遇研修の効果が及ぶ範囲を「運用範囲」と呼びますが，施策を計画するときに，この運用範囲を想定することが大切です。すると，当日に参加できない人のための補講日を決める，講義内容についてレポートを提出してもらう，あるいは理解度テストを実施するなどの対応策を思いつくことでしょう。

▌大切なのは施策の対象

　つまり，施策を計画するときには，最初の時点で，施策の「対象範囲」に対して施策がカバーする「カバー範囲」を決め，その中で効果の及ぶ「運用

範囲」を決めることに意義があります。これらを踏まえ，最も大切な点はどこかを考えてみましょう。それは，施策の「対象範囲」です。

　先ほどの接遇研修の例で考えてみましょう。仮に病院での研修の対象者を職員としていた場合，院内で協力してもらっているボランティアは対象になりません。しかし，ボランティアがロビーで患者と接しているのであれば，ボランティアにも接遇研修を行わなければ，病院として統一的な接遇の対応を行うことができないということになります。対象をどの範囲にすることが必要であるという点をしっかり考えるようにしましょう。

> **コラム　問題を見つけることのできる人・できない人**
>
> 　ある日，4人の管理者を連れて，デイサービスでは先駆的な取り組みをしている施設の見学に行きました。そこでは，大勢のスタッフが忙しそうに走り回って働いていました。1日じっくりと見学した後，各自の感想を聞くと，以下の通りでした。
> 　Aさん：みんな忙しそうによく働いていて，感心しました。
> 　Bさん：事前の説明で聞いたルールと違うやり方をしていましたね。
> 　Cさん：うちの施設よりもずっと効率の良いやり方をしていると感じました。
> 　Dさん：よく観察すると，利用者はそれほど満足していなさそうでした。
> 　同じ現場を同じ時間見学したはずなのに，それぞれ気づく点が全く違ったのです。では，この4人の違いはどこにあったのでしょうか。Aさんは現場をただ見ただけでしたが，Bさんはその職場で定められているルールと比較していました。Cさんは自分の施設のやり方，Dさんは顧客のニーズ・要求と比較していました。
> 　職場を改善するには，まず，職場の問題に気づかなければなりません。そのためには，自分の中で比較の対象を持ったうえで，目の前の現象をよく観察することが重要です。

10

施策がうまくいかない8要因

> 施策に着手しても，施策の効果が得られなくなる要因が8つある。この中の7要因への対応策が重要である。

▼「作る」段階と「使う」段階に基づく3つのケースで考える

　施策を計画して実施したものの，成果を実現するに至らないことがあります。施策の成果を得られなくなる要因にはさまざまなことが考えられますが，施策の実行に着手した後の段階を2つに分けると，3つのケースを導き出すことができます。

　着手後の2段階とは，「作る」段階と「使う」段階です。「マニュアル化する」という施策があった場合，マニュアルを作る段階，マニュアルを使う段階に分けて考えます。また，「システム化する」という施策の場合，システムを作る段階，システムを使う段階です。

　このように，施策を「作る」段階と「使う」段階に分け，さらに施策が頓挫するケースを考えると，3つのケースが存在することがわかります。1つ目は「作る」段階で，完成しないケースです。これを「未完了リスク」と呼んでいます。次に，「作った」けれども使われないというケースです。これは「未実行リスク」と呼んでいます。最後に，作って「使う」段階となり，使っていたところ当初の想定とは異なる悪影響が生じるというケースです。これは「悪影響リスク」と呼んでいます。これら3つのケースのうち，どのケースが生じるのかによって取るべき対応が異なりますので，それぞれの対応を考えることが大切です。

▼未完了リスク：実施計画を完了できない3つの要因

　施策を着手したにもかかわらず，作ることが完了しないケースには，3つ

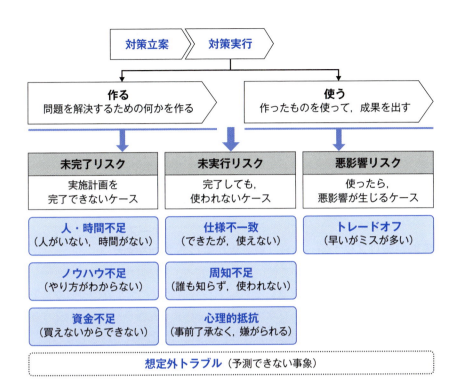

の要因があります。1つ目は，人や時間の不足です。対応できる人がいなくなった，施策に費やす時間がないという要因です。2つ目はノウハウの不足です。施策の実行において，詳細のわかる人がいない，あるいはいなくなってしまったという要因です。3つ目は資金の不足です。予算に余裕がなくなり，作ることができなくなるということです。

　これらの3つの要因は，施策を実施する段階で，予想できることが多いようです。事前に詳細な予測をしないで実施に至るので，作る段階で頓挫してしまうのです。施策の実施段階では，人や資金の見込みをしっかり見積もることが大切です。

▶未実行リスク：完了しても，使われない3つの要因

　施策に着手して，必要なものを作ったが使ってもらえないというケースに

も，3つの要因があります。1つ目は，仕様の不一致です。大きすぎる，小さすぎる，入らない，必要なことを記述できないなどの物理的な理由で使えないという要因です。2つ目は，関係者への周知の不足です。新しいものを作っても，作ったということを知らせていなければ，作ったものが使われるはずはありません。3つ目は，関係者による心理的な抵抗です。人は変化を嫌がることが多いものです。誰しも慣れているやり方を変えることを嫌がるものだという前提で考えることが大切です。この場合には，早い段階で施策の目的を伝え，作る段階から意見を聞くなどしておくと，新しいやり方に移行することに協力してくれることも多いようです。

▌悪影響リスク：使ったら，悪影響が生じる2つの要因

　施策で必要なものを作って使い始めたところ，悪影響が出るというケースには，2つの要因があります。それはトレードオフと想定外のトラブルです。想定外のトラブルは，文字通り想定ができませんから，事前に対応することは難しいでしょう。では，トレードオフについて考えてみましょう。

　トレードオフというのは，ある目的にはプラスの効果が出たけれども，他の側面でマイナスの効果が出てしまうことを指します。具体的には，早く処理できるようになって効率化したけれど，ミスが多くなったなどが典型的なトレードオフです。これには逆のケースもあります。ミスは減ったが，効率性が低下したというケースです。施策の内容が効率化である場合に，ミスが多くなってしまうと，施策で定めたやり方をやめて，元の方法に戻ってしまうということもよく起こっているようです。トレードオフについても，施策を実施する段階で，予想できることも多いので，事前にじっくり考えることが大切です。

11 計画の完成度と実行度

> 改善の成功には，良い計画が必要だが，計画が良くても，実行度を高めなければ成果の実現には至らない。

▶改善成果＝計画の完成度×計画の実行度

　改善を実行して成果を出すためには，改善施策の計画の完成度を高めることと，その計画の実行度を高めることが必須です。計画の完成度と計画の実行度は，かけ算の関係にあるといえます。かけ算であるということは，どちらかが0であればかけ算の積は0になるということです。

　計画の完成度を高めるには，改善後の状態が適切であるかどうかという「構想の最適性」とその構想を実現するためにやるべきことが網羅的であるという「行動の最適性」を高めることが大切です。計画の実行度を高めるには，これから実施することに必要な人やモノ，資金を確保して，「リソースの充足度」を高めることと，その構想を「けん引」できる人材に任せることが大切です。

▶構想の最適性：改善後の状態を想定する

　計画の完成度を高めるために必要な「構想の最適性」を高めるには，改善しようとしている対象が，現在の状態に対して，改善後にどのような状態になるかを明確にすることが求められます。何をやるかの前に，どんな状態にしたいかを考えるのです。現在の状態を対比しながら改善後の状態を表現するとわかりやすいでしょう。また，改善に取り組む前に改善後の状態を明確にすると，周囲の利害関係者に事前に確認することもできます。そうすれば，周囲の人の考えていることと違う点があれば，早い時点で相違点を話し合い，合意の取れた状態へとすり合わせることもできます。

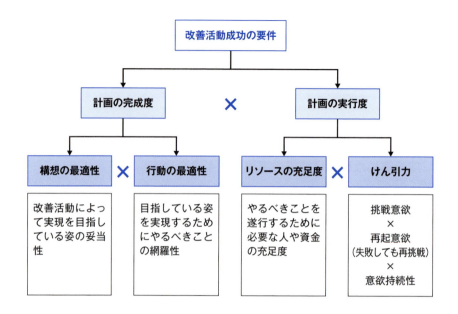

▼行動の最適性：改善後の状態の実現に必要なことを網羅する

改善後の状態を明確にできれば，その状態を実現するために何をするべきかを明確にしやすくなります。やるべきことをもれなく考えるには，手順と資源で考えると効果的です。

まず，改善後の状態では，どのようなことをどのような手順で進めるのか考えます。そして，その手順の中で必要なモノと人を想定するのです。そうすれば，手順を変えるためにやるべきことと，手順を実施するために必要なモノや人を特定できるので，何を手配しなければいけないかがわかります。手配するべきものがわかれば，手配に必要な資金を試算することもできます。

▼リソース充足度：改善を進めるために必要な人や資金を見積もる

行動の最適性で説明したように，改善を実行するうえで必要なモノや人を特定して，その手配に必要な資金を試算することが大切です。その際要する資金は，この改善で回収できるかどうかを確認することも大切です。つまり，改善に10万円が必要であるならば，改善による効果が10万円を上回る

ことができるかどうかを確認するのです。このため，改善によって得られる効果を試算することが必要になります。1年間で5万円の改善効果を得られるのなら，10万円の投資は2年で回収できるということになります。3年以内には回収できるような改善案を考えられれば好ましいでしょう。

▶けん引力：改善を主導する人材のけん引力が成否を左右する

最後に必要なのは，改善を主導する人のけん引力です。改善には，思った通りにいかないことや，思わぬ反対にあったりすることがあります。ときには，改善を指示した人から反対されることもあります。しかし取り組んだ以上は，成果が出るまで頑張り抜くという意欲や姿勢が大切です。

コラム　地域から利用者がいなくなっている？

介護に関する会合で，いくつかの施設の管理者が集まっているときによく耳にする会話です。
Aさん：最近，施設を利用する方が減っているんだよね。
Bさん：うちもそうなんだよ。
Aさん：この辺りの地域は介護サービスを利用する人が減っているんじゃないかな。

自施設周辺地域の高齢者の人数を試算してみたことはあるでしょうか？　自施設周辺の要介護者の人数が実際に減少しているのでしょうか？　利用者は地域に存在しているけれども，自分の施設が選ばれず，ほかの施設に流れてしまっているということも多いようです。

では，なぜ選ばれないのでしょうか？　建物が古いから，必要な器具がないから，あの人がちゃんと働いてくれないから…。さまざまな理由が出てくるかもしれません。ただ，1つだけいえることは，選ばれない原因は組織の内部にあるということです。周りの環境が悪いからとは限りません。

多くの利用者が自然と集まる施設になるためには，職場を総点検して日々の行動を見直すという，小さなことから1歩1歩改善することが1番の近道なのです。

目標の達成度を左右する目標の明確度と難易度

> 改革に取り組む人の意欲を左右するのは取り組みの難易度である。改革の目標は，達成の難易度が中程度であり，具体的な水準が明確な場合に達成されやすくなる。

▶改善を進めるときには，数値目標を設定する

　改善を行うときには，その改善によって何を良くするのかを明確にすることが大切です。そのときに，数値で目標を設定しましょう。そうしないと，さまざまな活動を行ったものの何が良くなったかわからないということになります。

　例えば，接遇教育という施策を例に考えてみましょう。接遇教育の目標を設定というと，「教育対象人数」などを指標にするケースが多いようです。しかし，教育対象者の人数というのは，良くなった人の数を表していますが，何が良くなったかを表してはいません。接遇教育によって，窓口への苦情を減らしたいのでしたら，「窓口への苦情件数」や「満足度調査の5段階で4段階以上」という具体的な指標を目標に設定するとよいでしょう。

▶目標を明確にすることによる効果

　苦情の件数や満足度のレベルを引き上げるという「指標」は決めたものの，具体的な数値目標を定めないケースも多いようです。結論からいえば，数値目標を決めずに取り組むより，数値目標を決めてから取り組んだ方が良い状態になるといわれています。しかも，目標を設定しない場合に比べて，設定した場合の方が20％も高い水準を達成できるといわれています。こうしたことを踏まえて，改善に取り組むときには，何をどのくらい良くするかという点について，数値の目標を設定するようにしましょう。

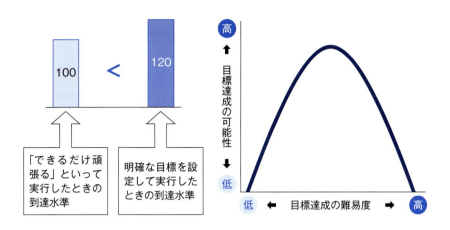

▸目標達成の難易度によって目標達成度は左右する

　数値の目標を設定すると，より良い結果を得られると述べました。これに加え，目標を設定する際，達成する難易度を考慮することが大切です。達成するのが不可能に近い高い目標の場合，逆に達成するのがとても容易な場合には，目標の達成度は低くなるといわれています。これから取り組むことに関する目標は，達成の難易度が50％程度のとき，目標の達成度が最も高くなるといわれています。難易度50％というのは，なかなか判断するのが難しいですが，難し過ぎる目標や簡単過ぎる目標を設定するのは避けるようにしたいものです。

▸数値目標を設定して，それによる事業上の効果も試算する

　改善をするときに，何を良くするかについて，以下の例のように数字で目標を設定すれば，それによって事業面での効果を考えやすくなります。
　例1：満足度が上がれば患者数が増え，外来の患者数増加により外来の収益が向上する
　例2：ミスが減ることによって業務の所要時間が短縮され，残業時間が減り，人件費が減少する

13

目標水準と達成期限

> 期間内の効果を左右する要素に目標水準と達成期限がある。目標の設定に際しては，いつから，どの程度の水準になるかを明確にすることが必須である。

▶正しい目標＝現状値＋目標値＋達成期限

　目標を設定するときには，指標を定めて，現状値に対する目標値を決めて，その達成期限を明確にするということが大切です。目標を定めても，活動を開始した時点での現状値を明確にしていなければ，活動をした結果としてどのくらい良くなったかを確認することができなくなってしまいます。例えば，患者の満足度を上げようとする場合，改善活動の前後で満足度を測らなければどの程度良くなったかわかりません。そもそも良くなったのか悪くなったのかさえもわかりません。よくよく考えてみれば当たり前のことなのですが，現状値が明らかにされていないケースは多いようです。

▶時点の目標と期間の目標

　目標は設定されているものの，時点の目標なのか，期間の目標なのかがわからないケースも多いようです。時点の目標というのは，例えば，3月末時点や9月末時点で達成を目指す目標ということになります。一方，期間の目標というのは，今期にどんな水準を目指すかという点を定めた目標です。

　もう少し具体的に考えてみましょう。4月の時点で，おむつを毎月10枚使っていたとします。それを10月から0枚にするという目標を立てたとします。この場合，4月から9月までは毎月10枚使い，10月から翌年の3月までは毎月0枚になるということです。

　この場合，現状は10枚使用しているおむつを，10月には0枚にするので，

13 ● 目標水準と達成期限

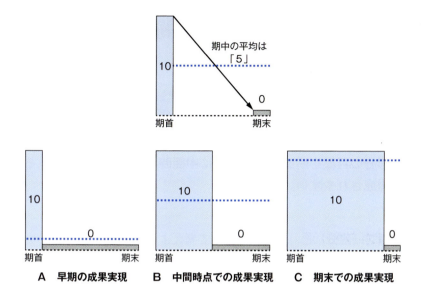

A　早期の成果実現　　B　中間時点での成果実現　　C　期末での成果実現

10月時点の目標が0枚となります。一方，年間を通して考えたとき，上期は毎月10枚で，下期は毎月0枚なので，1年間を平均すると，月間5枚の水準になるということになります。つまり，期間の目標は5枚です。

　職場において，収益の向上や費用の削減に関する取り組みを行う場合には，期間での効果を明確にすることが多いので，どの水準を目指すという時点の目標に加えて，期間全体での目標水準も明確にしましょう。

▌時は金なり

　組織の中で改善活動を進めるときには，時点目標だけではなく，期間目標を意識することが大切です。期間の効果を大きくしたいのなら，目標を達成する時期を早くすることが有効となります。そこで，目標の水準を高くすると同時に，早く達成するためにはどうすればよいかという点も考えることが大切です。

39

全体目標と中間目標

> 目標は分けて設定すると効果が得られる。全体の目標に対して各部分の目標を明確にし、さらに中間時点の目標を明確にすると達成されやすい。

▶目標を「部分」と「期間」に分けて考えよう

　目標を設定するときには，現状値を明確にしておくこと，目標達成度の難易度を中程度にすること，さらに目標達成する期限を早期にすることが期間の効果を大きくすることなどを説明してきました。今度は，目標は全体の目標に対して個別の目標へと，分けて考えるという点を説明します。

　目標を分けるには，部分で分ける方法と期間（中間）で分ける方法があります。例えば，期首の病床稼動率が90％であるところに対して，期末の病床稼動率を98％にするという目標を設定したとします。そのとき，病院の病床稼動率という病院全体の目標に対し，病棟別の病床稼動率に分け，目標を設定することは，部分に分けるということになります。また，上期終了時点で，95％を達成しようと目標を設定するのが期間で分けるということです。

▶部分で考える際の目標設定のコツ

　全体の目標を部分に分けるときには，部分の現状値を踏まえて目標を設定することが大切です。先ほどの病床稼動率を例に考えてみましょう。病棟ごとに，現状の病床稼動率が異なっていることがよくあります。例えば，1階の病棟は稼動率が85％であり，4階の稼動率はすでに病院全体の目標である98％を超えた99％であったとします。こうした状況の中では，部分の目標を設定しなければ，4階の病棟は99％から98％に下げてもいいということになってしまいます。

14 ● 全体目標と中間目標

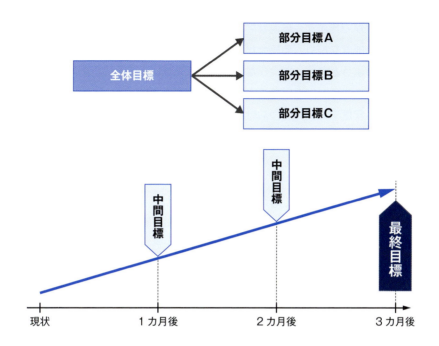

　また，現在の稼動率が85％の病棟において，98％の目標というのは，達成するのが難しい目標の水準かもしれません。すると，「どうせ頑張っても目標の達成は無理だから，普段通りにやろう」といったムードが生じてしまう危険性があります。すると，努力を怠ることになりますから改善は得られず，全体の目標を達成することができなくなってしまうのです。
　そこで，部分目標を設定する際，成功確率が50％程度の水準に設定すると，目標を達成しやすくなります。

▍部分と期間の併用で達成度が変わる
　部分に分けた目標は，さらに期間に分けて設定することが大切です。先ほどの病棟別の病床稼動率の目標においては，期末時点の目標だけでなく，上期が終了する時点の目標も設定します。究極的には，毎月の目標を設定するのが理想です（中間目標）。
　毎月の目標を設定すると，毎月，目標を達成したかどうかを振り返る機会

を持つことができます。裏返せば，目標を設定していなければ，月末の時点で目標の達成度を振り返る機会がないことになります。目標を達成するための活動をしようと考える機会がなければ，考えないところに行動はなく，結果的に何も変わらないということになってしまいます。

　さらに，年度末の目標しかなければ，各月が終了した時点で，どのような水準の実績であっても，「これから頑張ろう」というムードになりやすく，各月の水準が低くなってしまう危険があります。

▰目標に限らず，分けて考えることを習慣化

　ここでは，目標について，部分に分け，さらに期間に分けて考えるということを説明しました。しかし，目標を設定するときだけでなく，常に全体を部分に分け，さらに期間に分けて考えることが大切です。例えば，年間の稼動率が低いという状況の中で，病棟別の月別の稼動率を調べると，ある病棟の冬場の稼動率が低いということがわかったりする場合があります。

15 進捗管理の期限と目標水準

> 成果実現に有効な進捗管理のツボとして，期限と目標水準がある。改革の進捗を確認するときには，成果の出る時期，どの程度の成果が見込まれるかの2点に絞る。

▶目標に対する実績の4つのパターン

目標を定め，達成に向けた活動を開始すると，結果を得ることになります。得られる結果には4つのパターンがあります。

①目標達成の期限に，目標通りの実績を達成する
②目標達成の期限に活動は終わるが，目標水準に至らない
③目標達成の時期が遅れるが，目標通りの実績を達成する
④目標達成の時期に遅れ，さらに目標水準に至らない

実績のパターンによって，成果の大きさは大きく左右します。例えば，「毎月100円で買っている商品を，4カ月目から50円で購入する」という施策を例に挙げて，半期の成果の大きさの違いを考えてみましょう。①のパターンでは，半期で150円の効果があります。②は30円，③は50円，④は10円です。つまり，目標達成時期が遅れて目標水準に届かない場合，得られる成果が大幅に縮小するということです。

▶目標の達成度を高めるための進捗管理

目標に対する成果の出方のパターンを考えると，目標達成時期と目標水準を計画通りに実行することの大切さがわかります。そこで定期的に実施状況を確認し，計画している通りに成果が出るかを確認することが重要です。このように，目標達成に向けてどのような状況であるかを定期的に確認し，必要な対応をするのが進捗管理です。

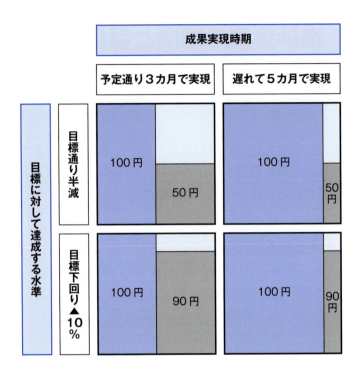

▶このような進捗管理をしていませんか？

　進捗管理という言葉自体，誰でも知っている言葉だと思いますが，やり方についてはさまざまです。前述した例に基づいて，進捗管理の場面を考えてみましょう。1個100円のティッシュを毎月1個買っているとします。そのティッシュを何とか50円で買えるようにしたいのですが，どこでどう買えば50円で買えるかわかりません。そのため，新たな購入先を見つけなければなりません。また，安いティッシュに替えることを職場の人に説明し，了承してもらうための説明も必要ということにします。

　自分：50円にする活動に着手していますか？
　相手：忙しくてまだ手をつけていません。
　自分：何で手をつけないのですか？

　この会話では，「着手しているのか」という点を確認し，着手していない場

合に「その理由」を聞いています。これは，この先のことを聞いているのではなく，過去のことを聞いています。しかし進捗管理においては，過去よりも将来のことが重要となります。

▍理想的な進捗管理

　では，進捗管理の場で，どのような対話をすればよいのかを考えてみましょう。それは，100円を50円に引き下げるという活動について，以下の2点を聞けばよいのです。

・50円に下げる目標ですが，いくら下がりそうですか？
・価格が下がるのはいつですか？

　この2点を確認して，50円になりそうもないということならば，今から50円に引き下げるためにできることはないかを考えるのです。また，50円で購入できる時期が遅れそうな場合には，どうすれば，あらかじめ決めている期限通りに下がるかを話し合うのです。これらの会話は，将来のことを題材にしているのです。進捗管理では，先の成果の見通しを確認するようにしましょう。

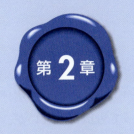

第2章
物事の考え方

効果ある改革には，良き発想と有効な考え方が必須です。本章では，発想力と思考力を高めるために必要な考え方を解説します。

16

鳥の目と虫の目

> 視座を上げれば視野が広がる，視野を広げて大局観を持とう。視野を広げようと思っても広がらないが，視座を上げればおのずから視野は広がる。

▍視野とは何か

「視野が狭い」あるいは「視野を広げよう」などといわれたことはありませんか？ 恐らく誰でもがいわれたことのある言葉だと思います。しかし，視野を広げろといわれても，どうすればいいかわからず，困ったことがあるのではないでしょうか。

そもそも視野というのは何でしょうか。文字通り見える範囲，見えている範囲ですが，どの範囲までを見ればよいのか迷ってしまいます。今の仕事に関係のないことを見ても，視野が広いとはいえません。そこで，広げるべき視野が何であるか，そしてどうしたら視野が広がるかについて考えてみましょう。

▍視座を上げれば視野は広がる

視野を考えるときは，鳥の目と虫の目に例えるとわかりやすいでしょう。アリのような虫は地面に接して歩いているので，見える範囲は狭くなります。障害物があれば，障害物の反対側を見ることはできません。では，空を飛ぶ鳥を考えてみましょう。鳥が上空から地上を見ると，広い範囲を見渡せると思います。アリには見えなかった障害物の反対側に何があるのかもわかるかもしれません。

つまり，高いところから見れば，広い範囲を見渡せるのです。目の高さのことを視座というので，「視座を上げれば，視野は広がる」ことになります。

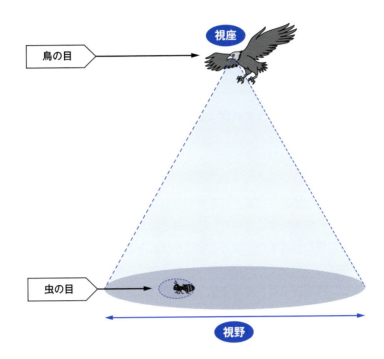

つまり，視座を上げさえすれば視野は広がるということです。

▶上司の立場になり代わって考えると視野は広がる

日常の業務の中では，空を飛んでも施設の屋上が見えるだけです。では，どうすれば視座を上げることができるかを考えてみましょう。業務の中で視野を広げるには，上司の立場で考えるというのが有効です。目の前の事象に対して，上司だったらどう考えるかと想像してみるのです。すると，目の前の事象に対する見え方が変わってくることがあります。

例えば，自分の部署の仕事が忙しいから，ほかの人に自分の仕事をやってほしいということがあるとします。自分の視座で考えれば，仕事を移管すれば仕事が減るので好ましいかもしれません。しかし，同じ部署でやる人が変わっても，部署の中の仕事量は変わらないので，部署全体の効率化にはつながりません。こういう場合，上司としては業務の移管を快く受け止めないこ

とが多いのではないでしょうか。このように，上司の立場で考えてみれば，自分の考えていることが周囲に了承してもらえることかどうか判断できることが多いと思います。

▶視座を上げるにはどうすればよいか

　上司の立場で考えるといいましたが，直属の上司とは，普段から会話をしていることも多いと思いますので，さらにその上の上司の立場で考えるのが実務的に有効です。

　また，施設の理事長や理事と話をする機会を持つこともあると思います。そんなときに，法人全体について，自分はこのように考えてみたが，理事長はどのように思われますか，などと投げかけてみることをお勧めします。そういう機会は突然やってくることもありますから，普段から，理事長ならどう考えるか，部長ならどう考えるかなどさまざまな職位の立場で考えておくことが大切です。

　会議の場においても，「この件について，理事長ならどうおっしゃると思いますか？」という投げかけをしてみるのも有効です。周囲の人の視座を上げる効果を得られるからです。

17 全体最適と部分最適

> 目先の仕事ではなく，部門の壁も越えて全体から考えてみる。複数の部門の目線から考えると全体が見え，その最適状態を発想することができる。

▶ どこから見て最適かを考える

　組織の中の「効率」という点を，部門における「最適」と捉えて考えてみましょう。ある部門で最適と感じたことが，他部門にとっては最適ではないということがあります。

　例えば，検査部門で，伝票を乱雑に束ねて会計部門に持っていくという場面で考えてみましょう。検査部門では，乱雑なまま持っていくので楽であり，最適かもしれません。しかし会計部門としては，伝票を整理する必要があるため最適とはいえません。こういう状況は，検査部門においては「部分最適」であるかもしれませんが，会計部門においては「部分不最適」といえそうです。

　検査部門が伝票を処理した時点で順番にそろえておけば，会計部門で伝票を整理するという業務は不要になります。検査部門は，乱雑にしておくより手間がかかりますが，会計部門が整理するより短い時間で処理できるとします。こういう場合，検査部門では「部分不最適」であっても，両部門における「全体最適」となります。

▶ 全体から見た最適とは

　病院や介護の施設にはさまざまな部門があり，それぞれの部門の人が目の前の仕事をより良くしようと考えていると思います。しかし，自分の部門においては好ましい方法であっても，関係部門においては好ましくない方法で

理想的思考方法

全体最適 （全体最適・部分不最適）	相反する思考	部分最適 （部分最適・全体不最適）
全体を良くするためには，部分をどうすればよいかを考える➡部分にとっては，好ましくないというケースも生じる （例） A部門の仕事をB部門がやると，全体で効率的になる ➡しかし，B部門の仕事は増える		個々の部分が良くなるように，部分ごとに考える➡部分にとっては好ましくても，全体においては好ましくないケースが生じる （例） A部門は仕事を効率化，Bも仕事を効率化 ➡しかし，全体でサービスレベルが低下

あるということも多いのです。こんなときに，部門間での交渉でどちらにするかと考えるのではなく，あくまでも全体で考えて，何が最適な方法であるかという視点で考えたいものです。

▶全体最適の視点を持つために有効なこと

　全体最適の視点から考える人が多い方が，組織がより良い状態になっていくので，多くの人が全体最適の視点を身につけるのが好ましいことです。

　では，どうすれば全体最適の視点を身につけることができるか考えてみましょう。1つは，複数の部門を異動して体験してみることです。もう1つは，他部門の立場で考えてみることです。

　病院などで，2〜3の部門を異動した経験のある人は，全体最適の視点から考えることができるようになっていることが多いようです。しかし，なかなか全員が希望通りに異動することはできません。そこで，自部門の最適を考えるときには，他部門においてはどうすることが好ましいかという視点で考えてみるのです。ときには，他の部門の人に自分の部門で考えていることを

説明し，意見を聞いてみるというのも効果的です。他部門の意見を参考にして，自部門でやるべきことを考えるのです。そうすれば，全体最適な方向に向かっていくことができます。

▶全体最適の範囲を，さらに広げて考える

　病院や施設の中での全体最適という観点で説明してきましたが，その視野を地域に広げて考えることも大切です。自施設の中での最適を考えるときに，地域全体における最適な状態を考えるのです。すると，短期的には自院の収益につながらない予防や保健に貢献するという必要性を感じることがあります。こうした発想をもとにして，地域包括ケアシステムを構築できる状態にすることが理想といえます。

18 WhyツリーとHowツリー

> 原因や対策を考えるときには，思いつきや思い込みなどで決めつけず，なぜなのか，どうすればよいのかという点を幅広く考える。

▶一筆書き発想の落とし穴

　皆さんは"一筆書きの発想"をしたことがあるのではないでしょうか。ふといいことを思いついて，すぐに着手する。またあるときは，何かトラブルがあって原因を思いつき，対応策を実施するなどです。これらは，ほかの選択肢を考えることなく，思いついたことをすぐに実践するという行動のパターンです。いわば"一筆書きの行動"といえると思います。

　このように直感的に思いついたことが，結果的に最善の対応であったということも多いと思います。しかし，こうした一筆書きの行動が最適ではないということも出てくることでしょう。さまざまな場面で直面する意思決定の場で，最適な意思決定をできるようにするにはどうすればよいかを考えてみましょう。

▶モレなく，ダブリなく，幅広く考える

　何かをするときや何かの原因を考えるときに，答えが1つしかないというケースは稀だと思います。つまり，物事を決めるときには，常に複数の選択肢があるということです。

　例えば，検査機を買い替えるという場面では，検査機メーカーが複数存在しますので，自院の検査室には，どのメーカーの検査機がフィットするかを考えることが大切です。また，検査機が故障したという場合には，新人の担当者が操作ミスをしたために故障したのか，正しい操作をしたけれども，検

18 ● WhyツリーとHowツリー

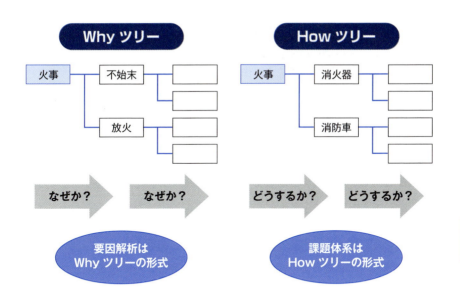

査機が誤動作してしまったのかなどを考えることが大切です。

　何かの対策や原因を考える場合には，その選択肢を幅広く考えてみることが大切です。幅広く考えるに際して，他に良いアイデアがないように，モレなく考えることが大切です。また，同じような選択肢をダブって並べても意味がありません。そこで，モレなく，ダブリなく，幅広く考えるようにしたいものです。

▶原因を考えるWhyツリーは網羅性が大切

　原因を考えるときには，2つに分けて考えてみることを推奨します。前述のように，対極となる2つの事象で原因を分けてみるのです。「人の操作が悪かったのか」，あるいは「人の操作方法は正しかったが不具合が生じたのか」という分け方です。ほかにも，「やる気がなかったからやらなかった」，あるいは「やる気はあったけれど，やる時間がなかった」などと対極に分解するのです。

　このときに，分けた2つの原因が対極的な関係になるようにしましょう。そうすれば，起こり得る原因を網羅的に明らかにしていることになります。

55

原因を考えたら，さらに原因の原因を考えましょう。「操作方法が悪かった」のは，「正しい操作方法を知らなかった」，あるいは「正しい操作方法を知っていたけれど，その方法で操作しなかった」という形に分けていくのです。そうすると，ツリー状に原因を明らかにすることができます。

▌対策を考えるHowツリーは，有効性が大切である

　原因を考えるWhyツリーに対して，対策を考えるのがHowツリーです。これから何をするかという点をツリー状に整理するのです。原因を考えるときには網羅性に留意することが大切でしたが，対策を考えるときには，有効な対策が導き出されていることが大切です。

　さまざまな対策を幅広く考え，それらの中から最も有効性の高い対策を選ぶようにすれば成功の確率は高まりますし，失敗して再挑戦するという試行錯誤を減らすことにもつながります。

19

拡散思考と収束思考

> 人は常に，複数の選択肢から何かを選択している。無意識の決めつけから脱却して，意識のうえでの有効な選択を心がけよう。

▶無意識下での「拡散」と「収束」

　人の行動は，一見したところ単純に見える行動でも，無数の「拡散」と「収束」を繰り返しています。のどが渇いたので何かを買ってくるという単純な行動を例に考えてみましょう。

　①何か飲むか／何も飲まないか→飲む
　②人に頼むか／自分で買いに行くか→自分で買いに行く
　③自販機で買うか／コンビニに行くか→自販機で買う
　④お茶にするか／コーヒーにするか／水にするか→お茶にする
　⑤ホットにするか／アイスにするか→ホットにする
　⑥ブランドAにするか／ブランドBにするか→ブランドAにする

　このように，実際にお茶を買うまでには6つの拡散が生じており，無意識に選択して収束しているのです。普段，無意識の中で実施している拡散と収束を振り返ると，より良い選択肢があったということもあるのではないでしょうか。やらなければよかった，買わなければよかったなどと後悔する場合，拡散と収束における選択を誤ったということになります。

▶拡散と収束によって，より良い方向に導く

　普段の業務の中では，無意識の選択をしているケースが少なくありません。例えば，消耗品の業者が来たので，「いつものおむつを10ケース」などといってしまうのも，無意識の選択です。そもそも，いつものおむつがいいのかどうか，ほかの業者の方が安く買えるのではないか，こうした検討を省

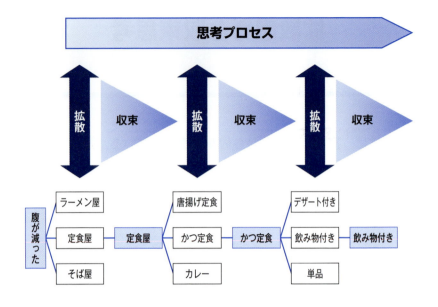

略して無意識の選択をしてしまっていることもあります。

　すべての行動について，数多くの選択肢を拡散して，最も良い選択肢を選択するという収束をすることはとても時間のかかる話です。すべての行動にとはいいませんが，時折ほかの選択肢を考えてみるという習慣を持つのはいいことです。そして，より良い結果を求めて，いつもと違う選択をすることは，組織にとって大変意義のあることです。

▶拡散と収束を見せることで，説得力を高める

　ある選択をして，それを関係者に説明したときに，異論が出ることもあるのではないでしょうか。例えば，検査機を増設するという意思決定をしたとしましょう。そんなときに，今の検査機を改造すれば，検査件数の増加に対応できる，あるいは，増設するのではなく，高性能な検査機に買い替えた方がよいなどという異論です。こうした場面で，最初から改造や高性能機器への更新などを選択肢に入れて，それらの中で増設するのが最も好ましいという結論を整理できていれば，異論が出てくることなく組織の中での決定を促

すことができるかもしれません。

このように，意見が分散しそうな場面を想定して，それらの場面における選択肢を明示しておくことが大切です。そして，列挙する選択肢の中で，最も良い選択肢を推奨すればよいのです。

▌有効な拡散と妥当な収束

日常的な業務の中でも，必要に応じて拡散と収束が有効であるという点を説明してきました。改めて，拡散と収束のポイントを説明しましょう。拡散のポイントは2つあります。1つは，異論が出そうなところに拡散の選択肢を明示するという点です。もう1つは，拡散にあたって有効な選択肢を列挙するという点です。

次は収束のポイントです。拡散した選択肢を収束するときには，客観的で妥当性のある選択をするという点です。その際，費用や効果，所要期間という視点で妥当性を評価すると効果的です。

20

目的志向と手段志向

> 常に，取り組んでいることの目的を考える。なぜ，それをやらねばならないのか，目的を明確にして，さらにその目的がなぜ存在するかを考え続けよう。

▶「目的」は意識されにくい

　目的という言葉はよく聞く言葉であり，その意味を誰でも知っています。ところが，普段の行動の中で目的を考えることは稀のようです。筆者が医療・介護の団体で研修を行う際，自部署の業務をリストアップしてもらい，その目的を尋ねることがありますが，明確に回答できないケースが多く見受けられます。

　つまり，何をやらなければならないかという手段については理解しているのですが，その手段の目的については意識していないということなのです。業務を引き継いだときに，やるべきこととして位置づけられていたから，継続して正しく遂行しているだけというところでしょうか。

▶目的意識を減退させるHow toへの関心の高まり

　前述のような研修の場合，これから着手することについて説明する機会が多々あります。しかし，説明の後に質問が来ないことがほとんどであり，それでも何かないか聞くと，出てくるのは，「How to」に関する質問だけです。つまり，どうやるかという手段に着目した質問ばかりで，なぜやるのかという点に着目した質問が少ないのです。

　そもそも，指示されたことをやるのが自分の役割と認識しているからなのでしょうか。組織としてはそれでいいのですが，何のためにやるのかという目的を知らずして行動するというのは，応用することができません。仮に応

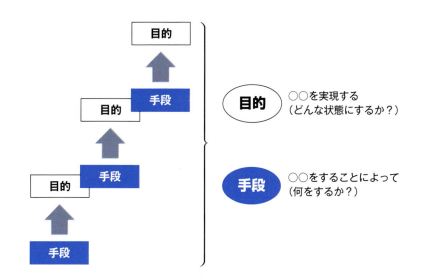

用しても，目的に合致しない方法を取ってしまうことにもなりかねません。

▌目的を追求すると新たな手段が見えてくる

ここで改めて目的とは何か，そして目的の構造を確認してみましょう。目的は，手段の結果として，実現する状態です。そして，手段に対して目的があるのですが，その目的には，さらに上位の目的があり，上位の目的の手段であるという構造になっています。下の例文のように，塀を造るという目的は，その上位の城を造るという目的の手段になっているのです。

（手段）レンガを積む→（目的）塀を造る
（手段）塀を造る→（目的）城を守る

このときに，上位の目的に遡って，上位の目的を満たす手段を考えると，今目の前にある手段とは異なる手段が見えてくることがあります。例えば，例文に沿って考えると，城を守るのであれば，塀ではなく，堀を掘って城を守ることもできるではないかということになるのです。

このように，普段の業務においても，目的を考えて，その目的を満たすより良い手段を考えるという発想をすれば，今より良い方法を見つけ出せる可能性もあるのです。

▼「なぜ？」と聞き合う風土が目的意識を高める

　「なぜ？」と目的を問う人が周囲にいると思います。そう問われると，目的を考えざるを得ません。その結果として，話題の対象について，目的を意識することになります。これは大変良いことだと思います。普段の職場の会話の中で，「それはなぜですか？」と問うことが当たり前の状態になると，聞かれる前から目的を意識するようになります。そうすると，話をするときに，目的から話してその次に手段を話すようになるものです。

コラム　手段の目的化に陥っていませんか？

　A病院では，医療事務の効率化を図り，患者との対話の時間を増やし，1人ひとりと向き合うために，多額の投資をして電子カルテを導入することにしました。実際に導入してみると，確かに事務は効率的になったのですが，医師も看護師もパソコンの画面ばかりを見て，患者の顔を見て話す時間が減ってしまいました。

　B施設では，地域の高齢者の健康寿命を延ばすために，高齢者を集めた介護予防講座を開催しようと企画しました。皆で知恵を絞って開催内容を考えたのですが，参加者を募ると思ったよりも集まりません。そこで，本来講座の対象ではない人にも声をかけ，何とか人数をそろえ開催にこぎつけました。

　いずれも手段が目的にすり替わってしまった例です。目先のことにとらわれてしまった，始めた人の意図を知らずに業務だけを引き継いだ，というケースで起こりがちです。いずれも，本来の目的を果たすためには，別の手段も取れるはずでした。業務に行き詰まったときには，何のためにしているのか，本来の目的に立ち返ってみると，適切な解決策を思いつくかもしれません。

21 モノ発想とコト発想

> 目の前の事象の目的を考えて，その目的を満たす別の手段を考える。

▶目に見えるモノと目に見えないコト

　目に見えるモノの改善を考えると，目で見ているモノの制約を受けてしまいます。どういう意味かというと，モノの物理的な改善にとらわれてしまうということです。例えば，注射器というモノを見てその改善を考えると，どんな注射器にするとよいかを考えてしまうということです。

　このときに，注射器が果たすコトを考えてみるのです。そうすると，目で見ているものの制約を受けない発想を得やすくなります。例えば，注射器を使用する目的は，「体内に薬液を注入すること」といえるかもしれません。体内に薬液を注入するのならば，注射でなく，経口という方法を容易に考えることができます。

▶モノをよくしたい発想の落とし穴

　目の前にモノがあって，その対象を見ていると，悪い点に気づいてしまうことがあります。悪い点をどうすればよいかと考えてしまう人もいるでしょう。こう考えることはすばらしいことなのですが，あくまでも，目の前のモノの改善という発想にとどまってしまいます。つまり，モノを起点にした発想の延長線上には，革新的な発想が出にくいのです。

▶コトを考え，新たなモノを考える

　目の前のモノに対して革新的な発想を考えたいときには，モノから離れてコトを考えてみましょう。つまり，モノが実現する状態を考えるのです。コ

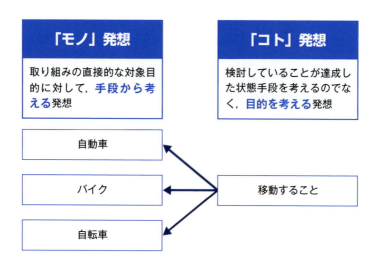

トとは，モノが果たす目的ともいえます。

　モノの目的であるコトを明確にしたら，そのコトを実現する別の方法を考えてみます。そうすると，最初に目で見ていたモノとは全く異なるモノを発想しやすくなるでしょう。

▶業務では「目的」を考え，モノにはコトを考える

　「20　目的志向と手段志向」では，業務に対して目的を考えることの意義を説明しました。本稿では，目に見えるモノを題材にして，モノのコトを考え，新たなるモノを考えることの意義を説明しました。「業務」における「目的」とモノに対するコトは類似の内容です。こうした考え方を身につけると，新たな発想を思いつきやすくなりますので，日常的に意識したいものです。

22

知識量拡大と並行的思考

> 良いアイデアを考えたければ，多くの情報をインプットして考え続けよう。ふとした瞬間にアイデアが舞い降りてくる。

▌良いアイデアを思いつくには

　集患や稼動率向上，経費の削減など，より良い効果の得られる方法を考えているときを想像してみてください。そんなときに，今まで誰も思いつかなかったようなアイデアが生まれればとてもうれしいことですし，周囲から称賛もされるでしょう。

　では，どうすれば良いアイデアを思いつくことができるのでしょうか。その点について考えてみましょう。

▌どうすれば考えられるようになるか

　アイデアを考えるのは，いうまでもなく自分の脳です。そこで，良いアイデアを考えるという発想から，自分の脳がどうすれば良いアイデアを考えられるようになるかというふうに捉え直してみましょう。

　脳科学者によると，脳には新たなことを考える機能はないとのことです。すでに記憶された情報，あるいは異なる情報が組み合わされた情報が出てくるということです。つまり，既存の知識同士の新結合が新たな発想になるのです。

▌良いアイデアの源泉をたくさん集める

　つまり，良いアイデアを考えるには，良いアイデアを記憶しておくか，さまざまな知識を組み合わせることが必要ということになります。そのため，まずは数多くの情報を自分の脳に記憶させることが必須となります。誰も知

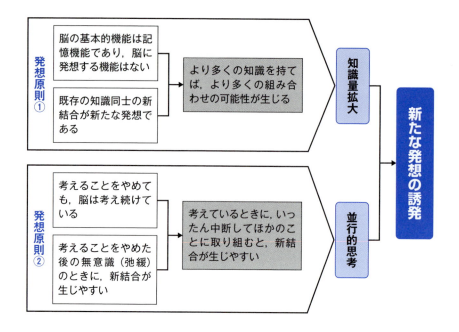

らないような情報を手に入れることができれば，周囲の人から見て斬新なアイデアになるでしょう。また，人より多くの情報を入手できれば，保有している情報の組み合わせの種類は格段に多くなります。

　そこで，多くの情報を容易に入手できる方法を考えてみましょう。業界紙を手にして，30分間で最初のページから一字一句を丹念に読んだら，10ページ程度しか読めません。しかし，最初のページから順に見出しだけを目で追っていくと，10分間で最後まで目を通すことができるのではないでしょうか。つまり，多くの時間をかけなくても，情報の見方を変えるだけで，多くの情報を入手することができるのです。

▎脳が良いアイデアを思いつくように，脳を導く

　では，多くの情報を入手すれば，脳が勝手に知識同士を組み合わせてくれるのかというと，そうではありません。周囲を見渡してみると，多くのことを知っている人が必ずしも良いアイデアを口にするとは限らないからです。

そこで，自分の脳が既存の知識同士を組み合わせてくれるようにするには，どうすればよいか考えてみましょう。

　脳は何かを真剣に考え始めると，ほかのことを考え始めても，ふと最初のことも考えてしまうことがあるようです。つまり，電力費を下げる方法を考えていたけれど，ほかの業務をやり始めたとします。その業務に集中しているのですが，ふと気づくと，脳は勝手に電力費を下げる方法を考えることがあるということです。実はこんなときに，今やっている業務の着眼が電力費の削減に応用できることに気づくということが起きるのです。こうしてやってくる偶然の発想が良いアイデアであることが多いようです。

　一見すると偶然の思いつきですが，一生懸命に考えた後に意図的にほかのことをすると，偶然の思いつきがやってくるものです。偶然の思いつきを必然にできるといえるのかもしれません。

23

連続思考と断続思考

> 同じ時間でも，断続的に考えた方がよいアイデアが生まれる。連続して3時間考えるのであれば，1時間ずつ3回考えるとより良いアイデアを発想することができる。

▐ 連続の検討VS断続の検討
　アイデアを発想するための時間を考えるときに，連続して考えるか断続して考えるかという2つの方法があります。例えば，アイデアの検討に3時間を費やすと決めたとします。その3時間の使い方には2種類あります。1つは，ある日に連続して3時間考える方法です。もう1つは，1回当たり1時間の検討を3回に分けて考える方法です。
　時間の使い方としては，断続的に考えた方が効果的といわれています。

▐ 断続的検討はなぜ効果的か
　では，これはなぜかという点を考えてみましょう。1時間の検討を行って，次の検討の機会が来るまでの間に，アイデアに関する情報が無意識に脳に入ってくるためです。そのため，初回には思いつかなかったことを，2回目の検討の場で思いついたりすることができます。
　これはカラーバス効果といわれています。例えば，ある日，郵便ポストの番組を見たとしましょう。すると翌日，意識していないつもりのはずが，カラーバス効果によって街中の郵便ポストが目につくという現象です。ある日，対策のアイデアを考えると，無意識の中でアイデアを考えており，脳が対策に関連のありそうな情報を収集しているということです。
　つまり，断続的に検討すると，その期間に見聞きした情報を脳が収集します。ですから，連続して検討するよりも，断続的に検討することの方が効果

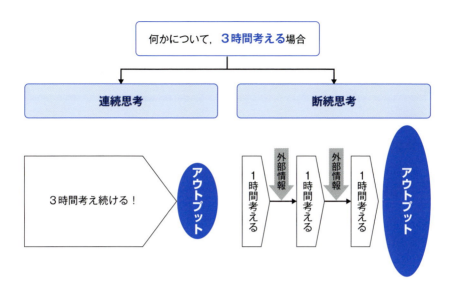

的なのです。

▶職場における断続的検討の勧め

　断続的検討の効果は，対策のアイデアを検討する以外でも適用できます。例えば，何かの資料を作る必要があるとします。そのとき，ある日に一気に仕上げてしまうより，何日かに分けて作成した方がよいということになります。例えば，ある日は構成だけを考え，次は図表だけを考え，最後に文章を書き上げるという具合に断続的に作成するのです。

　しかし，断続的に検討するためには，仕事の納期を見通して，早い時点から計画的に取り組むことが必要です。日々納期に追われた仕事をしているようでは，断続的に考えることはできません。そのため，計画的に仕事をしている人は，よいアイデアを思いつけるということになるかもしれません。

24 シーケンシャル方式と コンカレント方式

> 複数のことを並行して行えば，効率性と有効性が高まる。複数のことを並行して進めると，緊張感で効率化するうえに，良い発想を思いつくことができる。

▌物事の進め方の2類型

　仕事の進め方を時系列に見ると，2つのタイプに分けられます。直列型と並列型の進め方です。仕事には手順があるので，その手順を順番に進めていくのが直列型，複数の仕事を並行しながら進めていくのが並列型です。

　例えば，鍋で野菜を煮ることを例に考えてみましょう。野菜を刻んで，終わったら鍋の湯を沸かすというのは直列型です。一方，鍋の湯を沸かし始めて，その間に野菜を刻むというのが並列型です。作業に要する個々の時間は同じなのですが，仕事を始めてから終わるまでにかかる時間（期間）が短くなることがわかると思います。

　この直列型の進め方をシーケンシャル方式といい，並列型の進め方をコンカレント方式といいます。

▌着実に進める直列型

　先ほどの野菜を煮るということにおいては，直列型で進める人はいないのではないかと思います。しかし，職場での仕事においては，意外にもシーケンシャル方式で仕事をしているケースが多いようです。1つの仕事が終わらないと次に取りかからないケース，複数の部門が関わる仕事で，1つの部門の仕事が終わらないと次の部門が仕事を始めないといったケースです。

　例えば，会議の資料を作り終え，プリンターで印刷している間に次の仕事をすればよいのに，プリンターの前で印刷されつつある資料を見ているとい

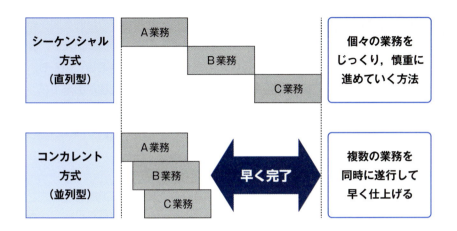

うのはシーケンシャル方式です。日々の業務を振り返り，空いている時間があれば，ほかの仕事をすることにより，やるべき業務を早い時間に終わらせることができることになります。

▶並列型には目的の共有が必須

　複数の部門で1つの仕事をする場合，並行してできることがあり，各部門が並行して進めるのがコンカレント方式です。例えば，施設内の清掃業務を委託するという場面を考えてみましょう。業務を委託する場合，まずは何を委託するか明確にすることが必要です。そのうえで，適する会社を選定する手順になりそうです。こんなとき，現場の管理者が委託する清掃方法を仕様にまとめ，それを見てから総務の人が清掃会社を探すというのは，シーケンシャル方式でしょう。

　こうしたケースの場合，現場の管理者が清掃業務の仕様を整理している間に，総務の人は清掃会社をリストアップしておくことができると思います。さらには，清掃会社の営業担当に会って，業者ごとの違いを確認しておくこともできると思います。これらの仕事を並行してやっておけば，仕様ができたときに，清掃会社の営業担当を呼んで打ち合わせることができます。全体で要する期間を短縮できるのです。

ただし，コンカレントに仕事を進める場合には，仕事全体の目的を関係者が共有して，ずれないようにすることが必要です。先ほどの例でいえば，施設内の清掃を委託しようとしているのに，庭掃除の会社を選定していても，その会社に施設内の清掃を委託することはできないので，仕様が出来上がってから，また業者を探し直すことになってしまいます。この場合，庭掃除の業者を探索した時間というのが無駄な時間となりますので，注意が必要です。

▶ 並列型で処理し，所要期間を短縮

　仕事をコンカレントに進められるのであれば，全体の所要期間を短くできるので，常にコンカレントを意識することが大切です。そのためには，仕事の全体の目的と最終イメージを明確にして，手順を決めて，その仕事をいつから着手するかという点を関係者全体で決めることが必須となります。つまり，やりながら考えるという進め方ではなく，仕事を始める前に全体を見通すことが必要ということになります。そして，コンカレントに仕事を進めていくと，仕事に関わる所要期間を短縮できることになります。

25 振り子発想と風呂敷発想

> 目の前の事象に対して，対極の状態を考えるテクニックを身につければ，革新的に発想できる。

▼なぜ，革新的な発想が必要なのか

昨今，さまざまな場面で世の中の進歩を感じることができます。有線の電話が無線のスマートフォンに，一般の家庭をホテル代わりに使用できたり，病院の予約がネットでできるようになったり，きりがありません。大きく世の中が変わっているときには，従来のやり方とは全く違う革新的なアイデアが登場しているのです。

つまり，この先を大きく変えようとしたければ，現在のやり方に対して革新的な発想が必要ということになります。では，革新的な発想というのは，特別の人のみができる特殊技能なのでしょうか。確かにそう思えるような人もいます。しかし多くの革新的発想は，発想の基本的なモデルで説明がつくのです。つまり，発想の基本モデルを身につければ，革新的な発想ができるようになるということです。

▼革新的な発想は振り子の原理で考え出す

革新的な発想をできるようにと考えるに当たり，そもそも革新的な発想とは何かという点を考えてみましょう。まず，「革新的にする」ことを，「現在のやり方と全く違った方法にする」と定義します。ということは，現在の反対の状態にすることが革新的といえそうです。例えば，「物を買いに行く」という事象を考えると，反対の状態とは「物を買いに行かない」であり，「買いたいものを持ってきてくれる」ことになります。確かに，昔は店に物を買いに行っていたが，今ではネットで買えば家に届く，こうした身近なところに

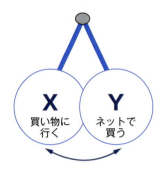
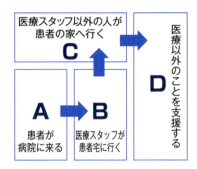

革新的な例があるものです。反対方向に変えれば革新的になるということなので、コツさえつかんでしまえば、目の前のさまざまな事象に対して革新的な状態を考えられるようになります。

　さて、反対の反対について考えてみましょう。自分が取りに行く、相手に持ってきてもらう、自分の代理が取りに行く、というように、反対の事象に対して、さらに反対を考えても、革新的といえそうです。つまり、時計の振り子のように、今の事象に対する反対、さらにその反対を考えるようにすると、革新的な発想を「考え出す」ことができる場合もあります。

▶ ものごとの抽象化で対極の概念を見つけよう

　振り子の発想で考えると、革新的なアイデアにたどり着けると説明しましたが、実際にどう考えるのかを考えてみましょう。患者が来院しているロビーを見ているとします。この場合、見ている事象を反対にするということは、目の前の事象を抽象化して捉えるということです。例えば、患者の姿を見て、「患者が家から病院に来ている」と抽象化するのです。そうすると、その反対として、「医療スタッフが患者の家に行く」という発想になります。これが訪問医療、訪問看護、訪問介護です。

振り子の発想で革新的なアイデアを生み出せるようにするには，目の前の事象を抽象化すればよいのです。抽象化すれば，その反対の概念というのは，意外に簡単に見つかるものです。なぜならば，世には反対語辞典なるものがあるように，多くの概念には，対極となる概念があるからです。

▌振り子発想の応用である風呂敷発想

振り子を振り続けると，さらなる革新を追求できます。先ほどの例で，振り子を振り続けてみましょう。「患者が病院に来る」，これを振り子で振って「医療スタッフが患者の家に行く」，さらに「医療スタッフ以外の人が患者の家へ行く」，さらに「医療以外のことを支援する」と発想が続きます。

このように，全く同じところに戻る振り子ではなく，違うところに発展していく状況は風呂敷発想と呼べそうです。風呂敷を広げるように，対極の発想をし続けていくのです。風呂敷を2～3回ほど広げた時点で振り返ると，今の方法とは全く違った姿が描けていると思います。

これらの発想の基本は，現在の事象を抽象化して対極の方向に展開するという点です。新たなアイデアを考えるときに，ぜひ活かしてみたいものです。

26 独自性と差別性

> 過去より良くすることに加え，ほかにない着眼を考えよう。ほかより良ければナンバーワン，ほかになければオンリーワン。

▶選ばれることが事業の出発点

　医療や介護の事業において，より多くの患者や利用者に来てもらうには，どうすればよいかということを常に意識することが大切です。患者や利用者の人数により，収益の大きさが決まるからです。集患を考えるときには，どうしたら来てもらえるかと考えるのですが，このときに，患者や利用者が施設をどのように選択するかという点から考えることが重要です。

　地域にほかの病院や介護施設がない場合には選択の余地がないのですが，ほとんどの地域においては競合する施設があります。つまり，患者や利用者は，周囲の競合施設と比較して良いと思ったところに行くのです。

▶ほかにない独自性，ほかより良い差別性

　患者や利用者の立場から集患を考えると，「ここにしかない」，「ここの方が良い」という特徴が明確なところを選ぶ傾向があります。周辺の病院や介護施設がやっていることをまねしているのでは，選択される状態は作れません。例えば，高性能な検査機器がある，名医がいる，看護の定評が高いなどの特徴を打ち出すことが必要です。

　「ここにしかない」という独自性，もしくは「ここの方が良い」という差別性が明確であれば，遠い地域からでも患者や利用者はやってきてくれます。また，利用した人が，他の人に推奨するという口コミの効果も期待できます。他の施設と比べて，不足している点を満たすことも大切ですが，それ以上に大切なのは，独自性や差別性を確立することです。

独自性	差別性
オンリーワン	ナンバーワン
要件：ニーズがあり，ほかに例がない （例）ほかにないワンストップサービス	要件：顧客の選択基準においてほかより優れている （例）競合より早い対応力

▌競合を知ることによって差別性が始まる

　自施設の独自性や差別性を考えるためには，ほかの施設を知っておく必要があります。他施設がどのようなことをしているかという点がわかっていなければ，独自性や差別性といってみたものの，実際には他施設でやっていることであったり，他施設の方が高い水準で運営しているということにもなりかねません。

　また，一定の時間が経過したら再び確認することが必要です。いうまでもないのですが，以前やっていなかったことを競合施設がやり始めているかもしれません。最低でも年に1度程度は競合施設の状況を確認しましょう。

▌独自性や強い差別性には，自施設特有の特徴が必要

　周囲の競合施設と比べ，独自性・差別性のある特徴を打ち出したとしても，競合先にまねされてしまえば，もはや独自性や差別性はありません。そこで，競合先にまねをされにくい独自性や差別性を確立することが求められます。つまり，競合先が保有していない高性能な検査機器があるということは，短期的には独自性がありますが，長期的にはまねされてしまい，独自性が失われてしまう可能性があります。

　そこで，自施設の創業からの経緯をたどり，また自施設の内部を機能や資源の観点から確認して，競合にない特徴を見つけ出すことが重要です。この競合にない強みに基づいた独自性や差別性になっている場合には，競合先がまねをしにくい特徴ということになります。

27 手書きの発想効果と記憶効果

> アイデアは頭で考えるのではなく，手で書くことによって誘発される。

▌効果的なアイデア検討法

　皆さんは改善のアイデアを考えるとき，どのように考えていますか。腕を組んで考える，目をつぶって考えるなど，いろいろな考え方があると思います。結論からいうと，「書くことによって考えるのが望ましい」ということになります。

　このようなことはありませんか？　改善案を考えていたのに，やり忘れていた仕事を思い出してしまい，気がつくと改善案でないことを考えてしまっていたこと。また，一生懸命本を読んでいたが，ほかのことが気になってしまい，何が書いてあったかわからなくなってしまったこと。つまり考えているときに，ほかのことが思考の中に入り込んできてしまい，当初考えようとしていたことが中断されてしまうということです。

▌手で書くことで発想力を高め，記憶に残りやすく

　そこで，余計なことを考えず集中して何かを考えたいときは，考えていることを手で書き続けるという方法をお勧めします。手が動いていないときには頭が考えていないのだと思って，ひたすら書き続けるのです。

　実は，書くことで，新たな発想が浮かんでくるのです。筆記具を持って字を書くと，脳の広い部分が刺激され，書く前に感じていなかったことを思いつくということです。パソコンのキーボードを操作するよりも，筆記具で文字を書く方が脳に刺激を生じさせるそうですので，ぜひ試してみてください。

　書くことにはほかにも副次的効果があります。それは，書いたことは記憶

脳への刺激効果	記憶の定着効果
パソコンのキーボードを操作する場合と手書きで字を書く場合とでは，手書きの方が脳への刺激が大きく，脳の広い部分を使うことになる。そのため，手書きを強制することは，**脳への刺激を強める**意義がある	手書きとタイピングの2つのグループに，20文字の無意味な文字列を暗記させて，記憶がどれくらい正確に残るかと実験すると，手書きの方が，時間が経過した時の**記憶の定着度が高い傾向がある**

に残りやすいということです。いわれてみればなるほどと思えることですね。学生のころに，漢字や英単語を覚えるときに，何度も書いて覚えたという人がいるのではないでしょうか。書いて覚えるのは合理的だったということです。

ですから，改善のアイデアなどを考えるときには，書きながら考えると良いアイデアが浮かび，さらに思いついたことを忘れずに記憶しやすいということになります。

▶会議では，書いてから話し合う

書くことを通じて考えることを，会議などで応用すると効果的です。例えば，改善案を考える会議を開催したとします。数人が集まってきたところで，「改善案をいってください」と投げかけたとします。会議に集まったメンバーは，ほかの仕事を中断して会議に出席しているために，中断した仕事のことを考えているかもしれません。

そこで，「改善案をいってください」とはいわずに，全員に紙を渡して，「改善案を5つ書いてください」といってみるのです。全員が5つの改善案を書き上げるまでは，間違いなく頭の中で改善案を考えることになります。そのうえで，各人が書いた内容を全員で討議すると，さまざまな意見が活発に出きるようになります。

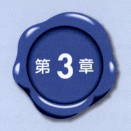

ビジネスの考え方

経営を改革するためには事業を大局的に見ることが必須です。本章では，事業を大局で捉え，改革を推進するための視点を解説します。

28 外部環境と内部環境

> 周囲の変化が自分に影響を与える。前もって周囲の変化を想定し，自分に有利な道筋を見つけ出すことが大切である。

▎身近な環境分析を仕事でも実施する

「今日は雨が降りそうだから傘を持っていこう」。こんな日常的な会話が実は「環境分析」なのだと，皆さんは気づいていないかもしれません。日常生活では一般的な環境分析ですが，仕事の場面ではまだまだ活かされていないようです。

診療報酬や介護報酬はこの先どう変わっていくのか，地域の人口の年齢構成がどう変わっていくのか，周囲の医療機関は将来に向けてどのようなことに着手しているのかなど，皆さんの周りには病院や介護施設の行く末に影響を与えそうな事象がたくさんあります。これらの環境を観察して対応策を考えるのが，医療機関における環境分析の目的です。

▎人を説得するとき，論拠となる環境認識

病院や施設で，この先にやろうとすることを職員に説明するときは，その理由を明確にしなければ，職員に納得してもらえないことがあると思います。

例えば，「これからは在宅のリハビリテーションを強化します」と突然宣言しても，「療法士が足りないから無理」などといわれてしまいそうです。そんなとき，「国の政策でもあり，地域の要介護者の動向や競合施設の動向から考えて，自院でも在宅に力を入れる必要がある」と伝えられれば，納得してくれる人も多いのではないでしょうか。

説得するときには，理由となる論拠を明示することが説得力を高めるうえで有効です。環境分析を行っていれば，院内での取り組みに関して，周囲の

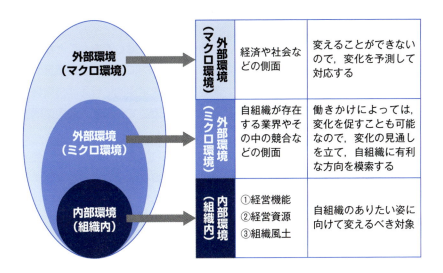

賛同を得るための理論固めができることになります。

▶事業に関係する外部環境をウォッチングする

環境分析として，観察するべき対象にはさまざまな項目があります。しかし，病院や介護施設が観察するべき環境としては，5項目程度を決め，その項目に関して変化を監視することをお勧めします。例えば，報酬改定の方向や地域の年齢別人口，要介護者の人数，競合施設の動向などの項目を常に意識して観察するのです。

その際留意しておきたいのは，時系列で把握するという点と数字で把握するという点です。報酬改定であれば，過去の改定の経緯と今後の見通しを時系列で把握するのです。そのときに，過去の改定率を数字でいえることが大切です。なぜ数字でいえることが大切かというと，「かなり下がった」というより，「8％下がった」という方がわかりやすく，説得力もあり，記憶にも残りやすいからです。

▶把握しておくべき内部環境

　病院や施設の外部の環境と同時に，内部の環境も把握しておくことが大切です。機能評価などを導入している病院では，定期的に職員満足度調査や患者満足度調査をしていると思います。満足度調査を定期的に行えば，職員や患者が病院に対してどう思っているかという点を確認できます。満足度調査は内部環境の分析の1つです。

　満足度調査以外に，内部環境として何を観察すればよいかというと，機能別の資源です。つまり，各部署の中の人や設備，資材などの実態を確認するのです。例えば，職種別の職員の年齢構成を把握したり，各部門が使用している検査機器などの更新時期を確認しておくのです。

29 経営資源（人，モノ，金，情報）

> 経営資源の良しあしが，経営の良しあしを決定する。経営資源を総点検すると，何が良くて，何が悪いかがわかる。

▶法人の違いとは，経営資源の違い

　病院や介護施設においては，同じ規模であっても業績の良しあしがあります。一見，当たり前のようですが，よく考えると不思議な話です。どんな施設にも，医師がいて，看護師がいて，コメディカルのスタッフがいて，それを支える事務スタッフがいます。同じような設備を保有して，同じサービスを供給しているにもかかわらず，業績の良しあしが生じているのです。

　この違いの理由は，一体何でしょうか。それは，保有する経営資源の違いという見方ができます。所属する医師や看護師，コメディカル，事務職の違い，保有する各種機器の違いによるのです。つまり，経営資源の違いが同じ事業の業績を左右しているのです。

▶経営資源の4要素

　人や設備というのは，経営資源です。では経営資源にはどのようなものがあるのか，確認してみましょう。一般的に経営資源というと，人，モノ，金，情報の4つが定義されています。かつては，人，モノ，金の3つとして定義されていましたが，昨今は情報が加わりました。

　人といえば，人材そのものと，人材を活かすための組織や制度が経営資源として捉えるべき対象となります。モノは，土地や拠点，設備などの固定資産になるものと，材料や資材などの流動資産になるものに分けられます。金といえば，財務会計上の数値実績と管理会計面の諸制度が見るべき対象となります。情報は，ノウハウなどの情報そのものと，情報を活用するためのシ

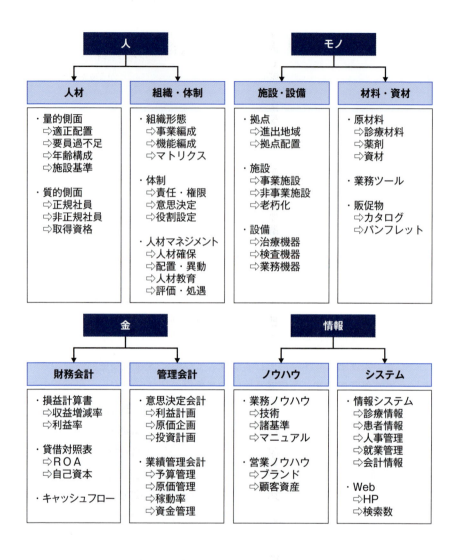

ステムに分けて考えることができます。

　要するに，法人の違いというのは，法人が保有する経営資源の違いであるということです。ですから，保有する経営資源の有無や良しあし，使い方が業績を左右するのです。

▌経営資源の視点から競合と比較する

　周辺の競合施設との比較をする場合には，自院と他院との間で保有する経営資源を比較すれば，業績の良しあしの原因を特定できるということになります。つまり，競合施設との比較において，他院より良い経営資源を保有できれば，競合施設より良い業績を達成できるということになるのです。

　自院の経営資源がどうなっているかについては，いつでも正確に調べることができますが，競合施設の経営資源については，そう簡単には把握できません。そこで，長い時間をかけて，徐々に保有する資源を明らかにしていくことが必要になります。

▌事業を変えるとは，経営資源を変えること

　病院や介護施設の事業としての業績をよくするためには，現在の経営資源をより良い状態に変えればよいということになります。そこで，業績の向上を狙うときには，経営資源の各項目について，どの資源をどのような形に変えていくのかを明確にすることが大切になります。

　経営資源を変えていくにあたっては，周辺の競合施設の経営資源を調べ上げて，競合よりも良い状態まで変えることができれば，競争で優位に立つことができるのです。競合施設を調べることが重要です。

30

経済価値と社会価値

> もうかることと社会に役立つことを両輪として考える。もうかったら社会に貢献する時代から，もうけることが社会に貢献するという時代になっている。

▍本業を通じた社会貢献と本業のもうけによる社会貢献

　病院や介護施設が収益を上げている状態を「経済価値の高い状態」といいます。経済価値を高め，その利益を社会に配分することによって，社会の課題が解決された状態を「社会価値の高い状態」といいます。就学において，資金が不足する学生に奨学金を提供するというのも社会価値の向上といえます。

　事業によって獲得した利益を社会の課題解決に供与するというのが，これまで主流の取り組みでした。例えば，地域の植樹やゴミ拾いなどもこの流れの中での社会貢献といえます。近年では，社会価値の向上をどれだけやっているかによって，その組織が市場で選択されるようになりつつあります。

　社会価値を向上する活動に貢献するには，2つの方法があります。本業を通じて社会価値を高める方法と本業でのもうけを社会価値向上のための活動に投入する方法です。医療や介護は，そもそも本業自体が社会価値を向上する活動ですから，収益性だけをよりどころにして事業の意思決定をしていると，社会価値向上にはつながりません。つまり，もうからないことはやらない選択だけをしていると，地域での評判が悪化してしまい，競合に負けてしまう可能性があるということです。

　地域の社会ニーズを捉えて，その解決のための活動も視野に入れることが大切です。地域のために，断らない医療をするということも，立派な社会価値向上への貢献といえるでしょう。

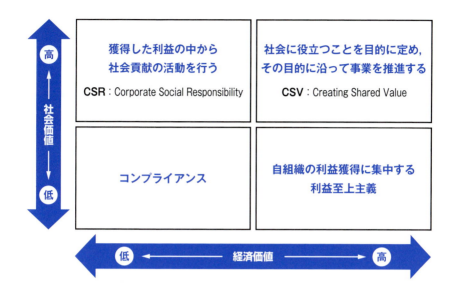

▶社会貢献の第一歩としての，地域社会のニーズの探索

 社会価値を向上するには，地域社会におけるニーズを知ることが出発点になります。自治体や地域が医療や介護でどのようなことで困っているのかを調べ上げるのです。独居の高齢者が多い，小児科が不足している，介護施設での待機者が多いなど，医療や介護における地域の問題を調べるのです。

 法人が保有する事業の機能をもとに，どのような社会問題の解決に寄与できるかを選択することが必要になります。地域の問題を解決することを目指し標榜すると，地域になくてはならない機関として認識されることが期待できます。

▶社会価値への貢献のために，経済価値を向上させる

 社会価値の向上に寄与するといっても，もうけられなければ事業を持続することができません。そこで，社会価値の向上を目指しつつも，本業での収益を確実に引き上げることが大切となります。こうした取り組みが成功すると，地域の中で独自性のある施設として認知されることになり，ファンをつかむことができるのです。

31

顕在ニーズと潜在ニーズ

> ニーズには，聞き出すニーズと見つけ出すニーズがある。人から聞いたニーズは顕在ニーズであり，競合施設も知っている。自分の力で見つけ出すニーズにこそ価値がある。

▶ニーズ対応はビジネスの基本

　患者からの治療の要望や，要介護の人からの介護の要望に対して，治療や介護の対応をすることが事業の基本です。つまり，目の前にいる人の要望を満たすことが事業なので，皆さんは仕事をすることを通じて，常に相手のニーズに対応しているといえます。

　相手が口にした要望は，顕在ニーズといいます。これに対し，相手がまだ口にしていない要望を潜在ニーズといいます。潜在ニーズは，こちら側が相手のニーズを推測することが必要になります。

▶聞き出したニーズだけでは不十分

　施設としては，顕在ニーズだけでも多いので，すべてのニーズに対応するのは難しいでしょう。しかし，顕在ニーズへの対応は事業の基本ですから，競合施設でも同じように対応していることが多いものです。つまり，競合施設よりニーズへの対応ができている状態にするには，顕在ニーズへの対応だけでは足りないということになります。

　時折，患者や利用者に対して，要望についてのアンケートを実施する場合があります。しかし，アンケートに記載されるニーズというのは顕在ニーズですから，競合施設も把握している可能性があります。そのため，アンケートの回答によるニーズの把握だけで競合施設に差をつけるのは難しいということです。

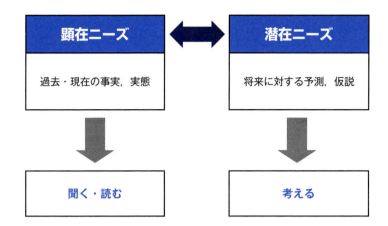

▎競合が気づいていないニーズを探索する

　競合施設が実施していないサービスを考えようと思ったら，患者や利用者に聞くのではなく，どのようなことが要望されているかを考えてみることが大切です。相手が要望していながらも，実際には気づいていないニーズを探し出すのです。

　日常的な事象で，この点を確認してみましょう。最近では誰もが手にする機会の多いスマートフォンを例に挙げてみます。かつては，携帯電話を持ちつつ，電卓やスケジュール表，アドレス帳，デジタルカメラなども持ち歩いていた人が多かったでしょう。近年では，スマートフォンだけを持てば，電卓やデジタルカメラなどを持ち歩く必要はなくなりました。

　しかし，スマートフォンが登場する前にスマートフォンのようなものがあればいいなと感じていた人がどれだけいたでしょう？　つまり，多くの人において，日常生活の中ではニーズとして認識されていなかったのです。しかし，スマートフォンの登場によって，スマートフォンが欲しいという要望が生じてきたのです。

　この事実で考察したいのは，次代に当たり前になるようなものは，必ずしも受け手の中にニーズとして存在していたものではなかったという点です。

▼**問題意識を持った観察によって，ニーズの仮説を構築する**

　スマートフォンを開発した人は，このようなものがあれば便利な世の中になるということを予見していたのです。現在の問題を解消するという発想ではなく，次代に必要になるものを見通すということが重要だということです。

　地域の医療や介護の実態を把握して，その先の社会でどのようなことが求められるかを考えてみることが大切です。そして，次代に必要になることを見つけ出し，競合より先に着手するということが大切です。

> **コラム　新しいアイデアを事業化するためのハードル**
>
> 　ソニーのウォークマンは，録音再生機器が全盛の時代に，「再生しかできない機械が売れるわけがない」と周囲が反対する中，ソニーの代名詞となるほどの大ヒットとなりました。また，今では当たり前になっているヤマト運輸の宅急便も，「大口の荷物を大量に運ぶ方がもうかる，個人宅を1軒1軒配達してもうかるはずがない」という当時の常識を覆したものでした。
>
> 　自法人の外部環境と内部環境を分析し，世の中に潜んでいるニーズを考え，新しい事業のアイデアを思いついたとします。それが革新的であるほど，周囲からの全員反対になることが多いものです。逆に，多くの人が賛成するようなアイデアは，すでに世の中に存在しており，成長余地が小さい可能性もあります。大事なのは，新しいことを始めようとする際には，常にこのような「反対される」現象が起こるということを理解しておくことです。その上で，キーとなる人材に自分の考えていることをぶつけ，実現のための仲間作りをする必要があります。改革に取り組もうとした時に一緒にやってくれる人が何人思い浮かぶでしょうか。

32 プロダクトアウトと マーケットイン

> 顧客の期待を想定して，競合に対して先手を打つ。誰も気づいていないが，必要とされていることを見つけ出す。これこそが真のプロダクトアウトである。

▌マーケットイン，カスタマーインというニーズ対応

　市場のニーズに応えることをマーケットインの発想といいます。また，市場の個々の患者や利用者のニーズに応えることをカスタマーインといいます。さらに，マーケットイン，カスタマーインに対する概念として，プロダクトアウトの発想があります。プロダクトアウトとは，現在提供している手段を前提として，その手段をどう提供するかというニュアンスで捉えられる場合も多いようですが，実際には，潜在ニーズに対する手段を考えることがプロダクトアウトによる発想と呼ばれます。

▌革新はプロダクトアウトによって実現されている

　スマートフォンが登場するまでは，その存在へのニーズなど，誰の胸のうちにもなかったように，医療や介護の世界にもさまざまな革新が存在しています。医療の世界では，遺伝子による診断や遠隔医療，ドクターヘリなど，介護の世界では，デイサービスやグループホームなど，新たな革新的なサービスに該当するでしょう。

　これらの革新的なサービスは，新たにサービスが存在してから，市場にニーズが確立したようにも見えます。つまり，市場や利用者によるニーズから生まれたというより，提供側の発想から生み出されたサービスといえます。

プロダクトアウト	マーケットイン
提供者側が 需要者に必要と思うものを 提供する	需要者が必要というものを 提供者が提供する （カスタマーインとも呼ばれる）

潜在ニーズへの対応	**顕在ニーズへの対応**
需要者のニーズを想定することが 成功の決め手である 需要者のニーズの仮説が 妥当であることが必須	需要者が必要といっているものは 競合にも認知されており 競合との差別化は難しい

▶ニーズを先導するプロダクトアウト

　地域の競合施設との競争に打ち勝つためには，競合施設が提供しているサービスを自施設でも提供できるようにすることも大切です。しかし競合より良い状態を作り上げたければ，競合が取り組んでいないことを見いだして，先取りすることが大切です。

　そのとき，市場や顧客から直接聞いたニーズへの対応をしていても，そのニーズはすでに競合の耳にも入っており，仮にそのニーズに対応しても，競合と同じ水準になるにとどまるケースがあるということです。

▶見えない未来を予測する

　患者や利用者が認識していないニーズであり，競合も取り組んでいないニーズを見つけ出すといっても，それほど簡単ではありません。ではどうすればよいかという点を考えてみましょう。

　1つは，海外で推進されているサービスの動向を観察して，導入が可能なものを見つけ出すという方法です。当然ながら，海外でのサービスをそのま

ま日本に導入することは難しいので，着想をヒントとして活かすということになります。

　2つ目は，国の政策に着目するという方法です。国が掲げている将来構想を読み込んでいくと，医療や介護の世界の将来を考察しているものがたくさんあります。それらの構想の中で，地域のニーズになりそうなものを見つけ出すのです。

　3つ目は，ほかの産業での斬新的な取り組みを参照する方法です。IT業界や警備業界では，さまざまな高齢者向けのサービスを推進しています。これらのサービスの中で，導入できそうなものを探し出すのです。

　ほかに学ぶという姿勢で業界外を観察して，医療や介護の業界に導入できそうなものを見つけ出し，部分的にでも着手してみると，独自性のあるサービスを打ち出すことができるかもしれません。

33

業績と顧客(患者)満足

> 自分が高い満足度を感じると,人は他人に紹介したくなる。顧客(患者)がほかの顧客を連れてくるメカニズムがこれである。

▼顧客(患者)満足の向上が業績を高める

　病院や施設に行って治療などがうまくいき,職員が丁寧に対応してくれると,患者はとても満足な気持ちになります。逆に,思う通りに治癒されず,職員の対応も素っ気ない態度であったなら,その患者は二度とその施設には行かないでしょう。つまり,顧客(患者)の満足度(CS)によって,また来てもらえるかどうかが決まるのです。

　満足度の水準が高くなると,自分が次も利用するだけでなく,周囲の人が病院を探している際その病院を紹介するということにつながるようです。逆に極めて大きな不満を感じると,二度と行かないだけでなく,周囲の人に「その施設には行かない方がいい」と吹聴することにつながりかねません。

　このことからも,病院や介護施設では,患者や利用者の満足度を高めることが,業績を高めることにつながるのです。

▼CSを左右する要素とは

　一般的に,CSを左右する要素は,サービスの水準とコスト,時間の3つです。医療機関や介護施設においても同じように考えることができます。

　①サービスの水準:期待された要望に対応することができたかどうかという点が重要な要素です。次に,職員の接し方の良しあしや事務などでの丁寧さ,ミスの有無などもサービスの水準を決定する要素になります。

　②コスト:医療・介護業界においては,診療報酬や介護報酬などの公定価格でサービスを受けているので,保険内の部分においては,患者満足度

33 ● 業績と顧客（患者）満足

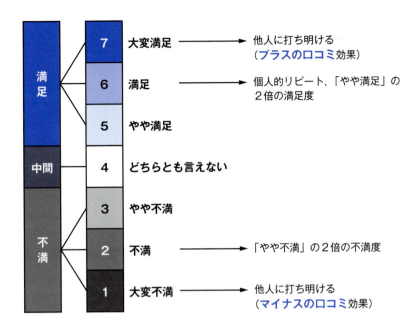

には直接影響しません。しかし，保険外サービスを提供している場合，ほかの施設との比較などにより，提供しているサービスが不適正な価格であると，不満を感じる要素になります。

③時間：代表的な要素は待ち時間です。受付や検査，診療，会計などが挙げられます。人によって，不満を感じる長さは違いますが，周辺の施設より待ち時間が長い場合には，不満を感じやすくなる傾向があります。

▶誰の満足度を調査するか？

　CSを左右する要素については，実際に調べてみることが大切です。一般的にはアンケート形式が多いようですが，その場合，誰を対象とするかという点が重要です。

　病院や施設に来られている人に対してのアンケートが一般的ですが，病院や施設に来ている人は，その施設のファンである可能性があります。かつて不満を感じたので，ほかの病院や施設を利用するようになった人の意見を把

握することはできません。

　また，患者がどの病院に行くかについて，家族が決めている場合もあるでしょう。そんな場合には，患者だけでなく家族の意見も確認することが必要になります。

▌定期的なCS調査を行う

　誰に何を聞くのかという点を明確にして，年に1度はCSを調査することが大切です。継続して調査するときには，できる限り同じ項目で行いましょう。そうすれば，過去と比較して，何が良くなっているか悪くなっているかという変化を特定することができます。

　調査した結果は施設の職員に説明し，悪い点については，どの部門がどんな改善をするかを考えてもらいましょう。そして，翌年に調査した際，改善の結果がどの程度現れているかを確認するとよいでしょう。

34

顧客（患者）満足と職員満足

> 職員の満足度が患者の満足度を誘発する。人と人が接するビジネスにおいては，高い満足度の職員が顧客に接すると，顧客の満足度も高くなる。

▶職員の満足度が顧客（患者）満足度を左右する

　仕事に満足感ややりがいを感じている職員がいたとします。一方，仕事に不満があり，できれば転職したいと感じている職員がいたとします。さて，どちらの職員に対応してほしいでしょうか。多くの人が前者だというでしょう。

　満足度の高い職員の場合，目の前の患者や利用者を観察して，優しく丁寧に対応することでしょう。優しく丁寧に対応された患者や利用者は，結果的に施設に対する満足度を高めることになります。このような患者や利用者は，次もその施設を利用する可能性が高くなります。つまり，職員の満足度が患者の満足度を左右し，最終的には業績も左右してしまうということです。

▶職員満足度を構成する要素

　職員の満足度を向上するには，まず，現在の満足度を把握することが必要です。職員の満足度は，次の7項目で決定される傾向が高いので，この項目に関する満足度を調べるのが効果的です。

　①将来展望：将来に向け，発展する事業・職場である
　②組織統制：理事長，部長，課長など，組織の縦の指示に一貫性がある
　③部門連携：部門間で協力し合う関係である
　④職場環境：休みの取りやすさや職場の温湿度など，職場環境が良い
　⑤担当業務：自分がやりたい仕事をできる可能性がある

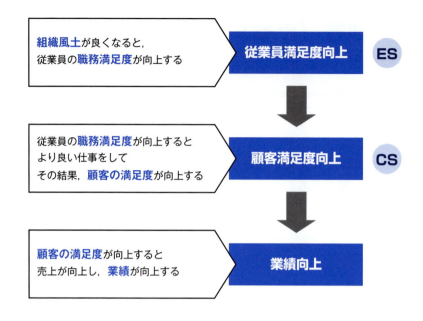

⑥人事評価：自分の仕事ぶりが正しく評価されている
⑦処遇・報酬：評価に基づき，納得のいく報酬を得ている

▎職員満足度の実態を調べ，満足度を向上する

　人はそれぞれ価値観が違うので，同じ条件で働いていても不満を感じる点は異なるようです。仮に，同じ職場の人に7項目で不満を感じている点を聞いたとしても，人によって不満を感じる点は異なるでしょう。しかし，価値観の異なる人が働く職場において，同じ項目に不満が集中する場合，その項目が明らかに問題であり，対処することが必要です。

　対処するにあたっては，実際に改善できる項目もあれば，現状を正しく説明して理解してもらうことが必要な項目もあるでしょう。例えば，職場環境に問題が集中しているのであれば，どんな点に不満を感じているのかを確認して，改善することができるでしょう。しかし，報酬に不満が集中しているからといって，水準を引き上げるのは難しいでしょう。そんな場合には，世間水準や業績の状態をもとに，現在の報酬水準の妥当性を理解してもらうと

いう方法を取るしかないかもしれません。いずれにしても，満足度の実態を調査したら，問題のある項目に対して改善する意向を表明することが大切です。

▌職員満足度の定期的なモニタリング

　病院によっては，職員の満足度を定期的に調査していると思います。1〜3年に1回は，職員の満足度を確認し，問題の実態を把握することが大切です。満足度は相対的な感覚です。世間の報酬水準が上がる中で，自施設の報酬水準が変わっていなければ，相対的に低いという認識を持たれてしまいます。つまり，施設を取り巻く環境によって満足度は左右されるので，職員の満足度を定期的に調査することが必要なのです。

35 価値拡張と価値転換

> 顧客の要望に応えながら事業範囲を拡大する。提供するサービスの幅を広げることによって，顧客の満足度を引き上げる。

▌事業価値の拡張と事業範囲の広げ方

　収益を拡大するときに，今の事業の収益を拡大する方法と，新たな事業を立ち上げる方法があります。新たな事業を立ち上げるケースとしては，病院が介護老人保健施設や介護事業を始める，介護事業者が通所から訪問系に進出するなどのケースなどがあります。大きく発展している施設を調べてみると，新たな事業領域に進出しているケースが多いようです。

　ここでは，現在の事業領域をベースとし，どのように考えれば収益を拡大できる着眼を得られるかについて，3つのポイントから考えてみましょう。

▌価値の提供範囲を拡大する

　既存の事業をベースとして収益を拡大する方法の1つ目は，既存のサービスの提供範囲を広げることです。同じ人に対して，提供するサービスの種類を多くするという発想です。例えば，入所者が在宅になるときに，住宅の改修をするというのが提供範囲の拡大のアプローチです。高齢者用のおむつを提供していた入所者が在宅療養になった場合，今度は自宅で使用するおむつを提供するというのもこのアプローチです。

　すでに信頼関係にある患者や利用者に対して，現在提供しているサービスの延長上にほかのサービスを提案することになります。信頼関係が構築されているため，受け入れられる可能性も高くなります。

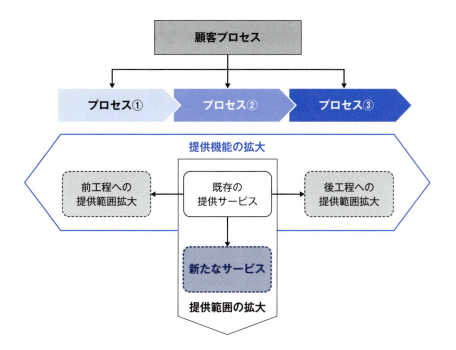

▶ 価値の提供機能を拡大する

2つ目は，相手の仕事の流れを明確にして，自分が請け負っているプロセスの前後のプロセスに入り込んでいくという発想です。例えば，介護事業において，施設の利用者の食事の食材を提供していたとします。食材を提供された介護施設では，食材を調理します。つまり，食材を買うというプロセスの次に，調理するというプロセスがあるということです。そこで，調理というプロセスも請け負うという発想です。

請け負っている仕事の範囲内で，最大限の努力をするという発想に陥りがちですが，前後のプロセスへの関与を考えるのです。この発想のためには，自分が提供しているサービスだけを考えるのではなく，患者や利用者の立場になり代わり，関与している仕事の前後のプロセスを考える習慣を持つことが必要です。

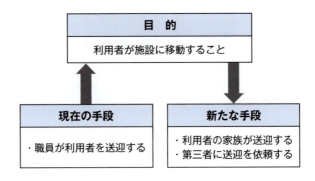

▌目的を軸に価値を転換する

　3つ目は，現在提供しているサービスの目的を定義し直し，再定義した目的から現在と異なる手段を考え出すという発想です。普段の仕事の中で，その仕事の目的を常に意識することは理想的ですが，目的を意識しないで仕事をしていることも多いようです。今取り組んでいる仕事をやること自体が目的になっているケースを手段の目的化といいます。そこで，改めて目的を定義してみるのです。

　例えば，通所施設での送迎を例に挙げて考えてみましょう（あくまでも考え方を説明するだけなので，実現性は考慮しないでください）。通所施設で，朝と夕方に，職員が利用者の送迎をしているとします。普通は，決められた時間内で事故なく送迎することに集中していることでしょう。こんなときに，送迎の目的を考え直してみるのです。送迎の目的は，「利用者が施設に移動すること」です。その手段として，職員が送迎しているわけです。そこで，新たな別の手段として，家族が施設に送ってくる，第三者に送迎を委託する（代行してもらう）などの方法を考えることができます。

　このように，普段の業務やサービスについて，時折目的を考えてみて，新たな手段を考えるということを習慣にしたいものです。

36 トップカスタマーとテールカスタマー

> 顧客の実態に即してビジネスモデルを対応させる。患者や利用者の利用頻度に応じた対応方法を考えてみる。

▶ニッパチの原則とは何か

「20:80」と書いて，"ニッパチ"と呼びます。「ニッパチの原則」を知っている人も多いでしょう。この原則は，多くの事象が，上位の2割で成果の8割を構成している傾向があるというものです。

例えば，営業担当者を例に考えてみましょう。売上上位2割の担当者の売上が，全体の8割を占めている可能性があるということになります。また，顧客別の売上についても，顧客別売上の大きい順に，上位2割の顧客への売上が，売上全体の8割を占めている可能性があるということになります。

必ずしも20:80でなくても，30:70や40:60，場合によっては，10:90というケースもあります。これはよく考えれば当たり前のことであり，事象の規模にはバラツキがあるということなのです。

▶医療の世界におけるニッパチ

病院においても，手術をする患者がいる一方，かぜの患者もいるので，患者1人当たりの収益には大きなバラツキが生じます。つまり，医療の世界にもニッパチの原則がありそうです。例えば，医事課のAさんには部下が10人いて，部下と接している時間の8割が，うち2人と接している時間であった。あるいは看護師Bさんが仕事を振り返ると，2割程度の患者への対応に多くの時間を要していたなどというケースです。

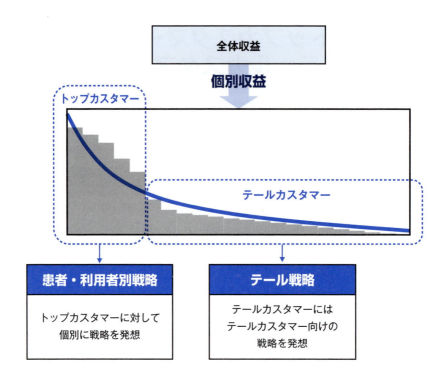

▶一律対応と重点対応の有効性と効率性

　ニッパチの原則が，どのような場面にも存在している可能性があるという点を説明しました。では，その原則を踏まえて，どうすればよいかという点を考えてみましょう。業務の対象のすべてに，一律で同じ対応をしていると，対応が大変であるということになります。

　日常的な場面で考えると，実際にはニッパチの原則に従って工夫している点も多いと思います。重症の患者はナースステーションの近くに配置して，しかも経験豊富な看護師が担当するというのは，まさにニッパチの原則に従った対応といえます。では，この例をニッパチの原則に従わない方法に置き換えるとどうなるでしょう。重症患者を特に意識せずに，病棟にランダムに配置して，患者を担当する看護師をランダムに決めるということになります。

このように比較してみると，ニッパチの原則を見つけ出し，重要な対象に重点対応することによって，有効な対応ができ，しかも効率的にできる可能性があるということがわかります。

▌すべてに通じる重点化思考

仕事をしていると，すべての対象に対して一律的な対応をしてしまうことが多いのではないでしょうか。公平性という観点から考えれば，一律的に対応することは大切です。しかし，対象に違いがある中で，一律に対応すると，過剰な対応になるケースと過小な対応になるケースが混在してしまうということです。

医療や介護の報酬は，今後厳しくなる見通しですから，サービスの受け手の満足度を高めつつも，サービスの重点対応を心がけ，提供するサービスの有効性と効率性を同時に実現できるようにしたいものです。

37

スケールエコノミーとシェアリングエコノミー

> 経済性の原則をビジネスに適用してみよう。大きさで勝負する着眼，連携で勝負する着眼，そして，遊休資産で勝負する着眼が見つかるはずだ。

▶規模の大きさによるメリット

　仕事の規模が大きいほど，効率性が高くなることがあります。これを規模の経済性といいます。具体的にどういうことかを考えてみましょう。自宅で焼きそばを作るとします。そのときに，1人分を作る場合と2人分を作る場合を比較してみましょう。1人分と2人分を作る場合で，炒める時間が2倍にはならないですね。調理した後のフライパンを洗うという部分については，1人分を作っても2人分を作っても，同じ時間で洗えます。逆に考えると，フライパンを洗う時間は，2人分を作ったときには1人分の半分になるのです。つまり，焼きそばを作るという仕事において，仕事の規模である人数が多い方が効率的ということになります。

　病院や介護施設の稼動率を考えたとき，稼動率を高くした方が収支の状態が良くなるというのは，規模の経済性の効果といえるのです。仕事の対象について，規模を大きくした方が効率的であるかという点を常に意識して，規模の経済性の効果を獲得するようにしましょう。

▶連結の経済性に基づく地域包括ケアシステム

　規模の経済性の次に，連結の経済性という概念があります。異なる主体が協力し合うことによって，効果を獲得するという発想です。地域包括ケアシステムは，この連結の経済性の効果を期待したものだといえそうです。地域において，病院が20を超えるすべての介護サービスを手がけるというのは，

スケールエコノミー （規模の経済性）	同一組織における供給規模が大きくなればなるほど，提供する1単位当たりのコストを低減できる効果
ネットワークエコノミー （連結の経済性）	複数組織が連結して，各組織が持つ情報や技術，ノウハウを結びつけることによって相乗効果を発揮して得られる補完効果
シェアリングエコノミー （資源の経済性）	点在する遊休資産と点在するニーズを仲介することによって，社会の遊休資産を有効活用する効果

なかなか大変でしょう。病院と介護施設では，求められるノウハウに違いがあるので，病院では介護を専業で運営している施設のように介護サービスを提供できないかもしれません。また，すべての病院がすべての介護事業を手がけると，地域の施設数が過剰になってしまいそうです。

そこで，地域の専業者が協力し合って，相互に欠けているサービスを補完すると，施設の飽和を防ぐことができます。その結果，各施設の稼動率を低下させることを避けることもできるのです。この点が連結の経済性の効果といえそうです。何でも自分で手がけるのではなく，周囲の事業者との補完的連携を行えば，連結の経済性の効果を獲得することができるのです。

▶ボランティアとシェアリングエコノミー

病院や介護施設では，ボランティアに活躍してもらっているケースも多いでしょう。ボランティアの協力による効果は，規模の経済性と連結の経済性では説明しにくいようです。ボランティアは，空いている時間を地域に貢献するという発想で運営されています。つまり，余剰の資源を活用しているのです。

規模の経済性，連結の経済性の次に，シェアリングエコノミーという概念があります。日本語で表現するならば，遊休資源活用の経済性とでもいえる

でしょうか。地域を観察すると，シェアリングエコノミーに基づくビジネスが確認できます。空き地に設置されているコインパーキングや個人の不動産を貸し出す民泊，貸し会議室，カーシェアなどが，その代表的な例といえます。

シェアリングエコノミーの発想による新たな構想

シェアリングエコノミーの概念を，病院や介護事業に適用すると，どんなことが考えられるでしょうか。例えば，朝夕の送迎は，地域の人の空いている時間に協力してもらう，施設を新たに建設するのではなく，使用していない学校や公民館を活用するというのも，シェアリングエコノミーによる発想に近いと思います。

このように，地域で遊休状態にある資源を探索して，事業に活かすという視点も，これからの時代には大切です。

38 市場性と事業性

> 市場を確認して，事業を構想する。事業を構想するときには，市場にニーズがあるかを確認して，ニーズがあるなら勝算を考える。

▶できることと求められていること

　新たな取り組みを考えているときに，「それはできない」という発言を耳にすることがあります。人が空を飛ぶというような物理的に難しい話であれば仕方ありません。しかし，多くの場合，今の自組織では，対応できないということが多いようです。こういう発想においては，自分たちにできることを考えるという傾向が強いようです。

　新たな収益を作り出すにあたって，今の組織にできることを考えるという発想と市場が求めていることに対応するという発想があります。短期的には，今の組織にできることから考えることが現実的ですが，長期的に考える場合には，市場が求めていることに対応するということも大切です。

▶市場の観察でサービスの見極めを

　長期的に，大きな成長を目指すのであれば，需要が大きくなる可能性のある市場を探索することが必要です。市場を探索するときには，政府が公開している統計のデータなどを調べて，市場の動向を数字で捉えることが大切です。インターネットで情報を探索すると，10年後の高齢化比率や生産労働力人口の動向，独居老人世帯数，空き家比率などの予測値が公開されています。

　発展する市場を探索して，その将来の規模を数字で捉えたら，自分たちがどんなサービスを提供するかを考えるのです。提供したいサービスを，自施設のノウハウだけでは創り出せない場合には，外部との連携などによって，

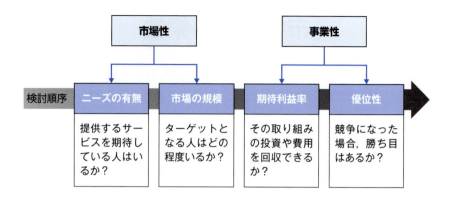

ノウハウを獲得することも大切です。自分たちにできることから考えるのではなく、伸びる市場に参入するために、自分たちに何が欠けているかを考えるのです。

▶ニーズへの対応による事業化を考える

　新たに参入するべき市場を特定できたら，その市場に進出したときに，利益を生み出すことができるかを考えます。市場に提供するサービスの費用に対して，どれだけの収益を獲得できるのかを試算するのです。収益や費用は，時間の経過とともに変化する可能性があるので，年度ごとの収益と費用を試算します。そして，立ち上げから何年目に黒字になるかをシミュレーションします。

　ここまでの説明を整理しましょう。まずニーズを探索し，どのようなサービスを提供できる可能性があるか，市場性を考えます。次に，そのサービスの提供によって利益を獲得できるかどうか，事業性を確認するのです。

39 自前主義と外部活用（オープンイノベーション）

> 現代は外部の知恵を買うマネジメントの時代である。ものや行為ではなく，良い知恵を調達することによって，独自性や差別性を確立する。

▶主体性のわな，自前主義の限界

　職場で何かをしなければならないとき，指示される前に自ら手を上げる人，いわれればやる人，いわれてもやらない人，さまざまな人がいます。いうまでもなく，自ら手を上げる主体性のある人が好まれることでしょう。主体性のある人が多い組織では，自分たちにできることを着実に進めていくので，より良い状態になることが期待できます。

　しかし，気をつけなければならないこともあります。何でも主体的に行動するというスタンスが，自分たちにできることをやるというスタンスにならないよう気をつけたいものです。自分たちにできることをやるというスタンスに陥ると，現在の延長線上にしか活路を見いだせなくなるからです。

▶給食事業における発想の進展

　主体性の問題を給食事業の発展の歴史で確認してみましょう。大きな組織では，その昔，職員の中に給食担当者を任命して，給食担当者が献立を考え，給食を作っていました。その後に，正規職員でなく非常勤職員を採用し，非常勤の職員が給食を作るという時代になりました。ただし，この時は献立や食材の調達は職員がやっていました。さらに時間が経過すると，給食の提供方法が様変わりします。外部の給食サービス業者が，給食業務全般を請け負うようになったのです。すると，献立の作成から食材の調達，給食の作成まで，すべてを給食業者がやるようになりました。

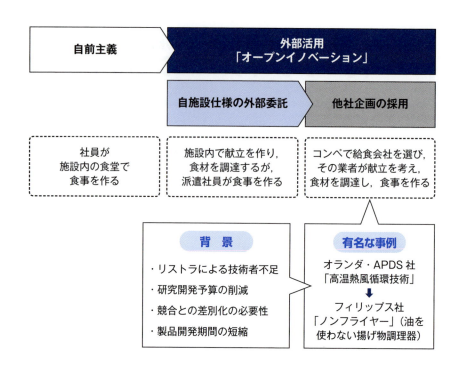

　一見すると，特筆すべき話には見えませんが，大いなる変革が生じているのです。自分たちが献立を考えて，食材を調達するという発想から，業者が献立を考えて，業者の調達ネットワークから食材を調達するようになったのです。給食業者の中には，専門で献立を考える専門家がいて，食材を調達することに関する専門家がいます。つまり，これまでは，自分たちの組織の中の知恵で仕事を進めていたのですが，外部の専門家の知恵を取り入れるようになったといえるのです。

▼手順の提示と仕様の提示

　仕事の指示の仕方によって，相手の知恵を取り込めるかどうかが左右されるという側面もあります。院内の窓拭きという作業を例に考えてみましょう。これまでは職員が窓拭きをしていたとします。この作業を外部業者に委託するときに，指示のやり方としては2種類あります。手順を指示する方法

と仕事の結果の状態を指示する方法です。

　手順を指示した場合には，これまで職員がやっていたことを外部の人がやることになります。一方で，窓拭きが終わった状態を仕様として提示した場合，外部の業者が，自分たちのノウハウを駆使して，より良い方法を考え出してくれる可能性があります。その結果，職員が自前でやっていた時よりも，良い状態を実現してくれる可能性が出てきます。

　このように，仕事の指示のやり方次第で，相手の知恵を取り込めるかどうかが左右されるということになるのです。

▌外部の活用を前提とした発想へ

　良い組織には，主体性のある職員が多く，自分たちの力でことを成し遂げようという風土が醸成されていることが多いのではないでしょうか。自分たちの努力で組織を良くしてきたという自信が主体性の風土を生み出しているともいえます。しかし，自分たちの知見で物事に取り組むことにこだわりすぎると，良い知恵を取り込める機会を逸する危険もあるということになります。

　外部の知恵を取り込んだうえで，主体性を持った行動を取るというスタンスが大切です。

40 プロダクトイノベーションとプロセスイノベーション

> プロダクトとプロセスの両面で優位性を確立するには，提供するサービスとサービスの提供方法の両面での革新によって圧倒的な優位性を確立する。

▼提供する「こと」と提供することの「やり方」

　自施設の良しあしを確認したいときには，他施設と比較するのが効果的です。比較することによって相違点がわかり，どちらが良いかを判定できるからです。相違点を見つけるときに，提供する「こと」と提供することの「やり方」の視点で確認すると，相違点を見つけやすくなります。

　提供することというのは，標榜する診療科や実施することが可能な検査などです。提供することのやり方としては，各診療科に在籍している医師や医療機関が設定したクリニカルパスなどです。「こと」と「やり方」に分けて，競合を比較すると，どちらかにあってどちらかにはないものがわかります。また，クリニカルパスのように，双方の施設が保有していても，その内容が異なる点などを確認できるかもしれません。

▼ほかにない「こと」を考える

　競合と比較して，より良い状態を目指したいのであれば，まず，競合にはないものを自施設が保有することが好ましいでしょう。しかし，他施設が保有していない検査機や治療器などを導入しても，他施設がすぐに同じものを導入してしまえば，競合との差はなくなってしまいます。競合が導入しにくいことを，競合に先駆けて導入することが大切です。

　また，競合が保有しているものを，自施設が把握していなければ，競合が知らない間に優位性を確立することになります。つまり，地域での競争に負

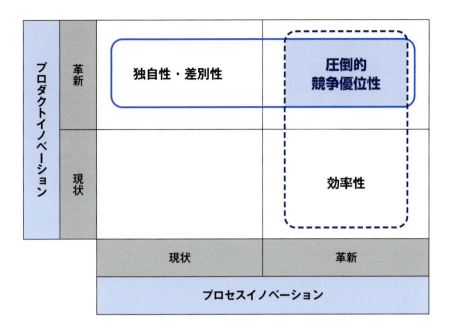

けていながら，なぜ負けているのかがわかっていないということです。そこで定期的に，競合施設の実態を確認することが必要となります。

▶提供する「やり方」を考える

　競合施設が自施設と同じ診療科を標榜していても，競合施設より高い治療実績を出せれば，患者が集まってくるでしょう。また介護施設においても，高いリハビリ効果を出せれば，利用者が増えるでしょう。同じ診療科やリハビリでも，結果が異なる場合には，高い効果を出すところに患者や利用者が集まります。

　お金を出せば導入できることは，競合も同じことをできる可能性が高いものです。そこで，お金を出しても同じ水準にたどり着けないような特徴を持つことが大切です。他施設にあって，自施設にないものを買うことも重要ですが，買った後でその使い方を工夫して，より高い効果を出せるようにすることに留意しましょう。

▶両面を革新して圧倒的な優位性を実現

　競合との差を創り出すには，競合にはない「もの」を保有して，さらに，競合にはまねできない「やり方」を確立することが有効です．「もの」と「やり方」の双方で差別化を実現できれば，競合との間に，圧倒的な優位性を築くことができるのです．

　競合が保有しているものを自施設でも保有したいという話をよく耳にします．しかし，それだけでは，同じ土俵に並んだだけです．使い方で負けていれば，競合に負けてしまうことを常に意識して，自施設で特有な使い方を工夫することを心がけましょう．

コラム　患者・利用者目線で考える

　「自法人の病院を退院した患者さんは，うちのグループの訪問サービスを使ってもらいます」とか，「入居系施設の利用者は何かあったら必ずうちの病院に来てもらうようにしています」といういわゆる「囲い込み」をする法人が増加してきました．本来，この機能であればグループ外の他施設の方に強みがあっても，収益を考えると外に出したくないという心理が働くようです．

　ここで視点を，サービスを提供する自分の目線から，サービスを利用する患者・利用者の目線に転換してみるとどうなるでしょうか．きっと，どうしたら地域の中で患者・利用者が最適な医療・介護サービスを受けることができるかが思考の入り口になるはずです．これからの10年は，医療業界においても統合が進むことが予想されます．法人間・施設間ではなく，より大きなネットワーク単位での競争となるのです．自分の法人でできることだけでなく，広い視野で地域の医療・介護を支える仕組みを考えていくことが必要なのです．

41

補完と競合

> 競合のあるところに連携はない。連携の成功に向けては，補完関係を探索しよう。

▌連携が成功しにくい理由

　皆さんは，事業を運営する中で連携という言葉を耳にすることが多いでしょう。連携といっても，施設内での部門間連携や法人内での施設間連携，あるいは法人の外部との連携など，さまざまな次元の連携があります。連携をしなければという話をよく聞く一方，連携が成功したという話を聞くことは少ないようです。

　連携が必要だと感じて試みてはみるものの，成功しないのはなぜでしょうか。1つは，連携する当事者間において，競合関係が生じているケースです。もう1つは，連携をしようといいつつも，当事者が部分最適の発想であり全体最適の見地に立てないことです。

▌補完関係は連携の理想形

　どのような場合であれば，連携が成立しやすいのでしょうか。連携する当事者間で完全な補完関係が生じている場合には，連携が成立しやすくなります。例えば，外科の病院と内科の病院があったとします。双方の病院には競合する診療科がないので，競争状態にならず，患者の取り合いになりません。逆に，自院にない診療科の患者を相互に紹介することができます。つまり，双方の病院は補完関係にあるので，連携が成立しやすいということになります。

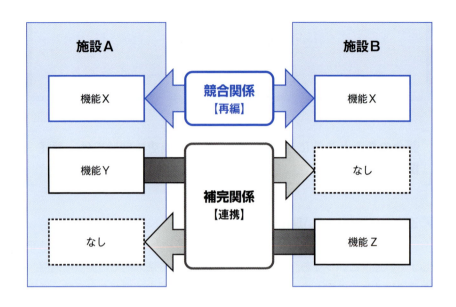

▶連携を阻害する競合関係と部分最適発想

　連携が成立しにくいケースを考えてみましょう。連携が成功しにくい要因には，大きく2種類があります。

　まず，連携しようとする当事者間に，競合関係が存在している場合は連携が成功しにくくなります。例えば，外科のA病院と外科と内科を持つB病院が連携を模索したとします。外科のA病院には内科がないので，内科の患者をB病院に紹介したとします。B病院は紹介してもらうことでメリットを享受できます。しかし，B病院がA病院に患者を紹介することはありません。いうまでもなく，B病院には，外科も内科もあるからです。つまり，当事者間に競合する外科が存在しているので，連携が成立しないのです。

　次に，連携を模索する当事者が，それぞれ部分最適の発想で考えている場合にも連携が成功しにくくなります。当然のことですが，連携を模索する主体は，連携することによって自分のメリットを最大化することを目的としているはずです。ですから，連携先にメリットがあっても，自分にメリットがない取り組みには賛同できないということになってしまいます。

単純なたとえ話ですが，収益が10という2つの主体があったとします。この2つの主体が連携すると，片方の収益が15になり，一方は9となり，合計が24になるとします。この場合，連携によって全体の収益は拡大するのですが，収益が9に下がってしまった主体としては，賛同したくなくなってしまいます。つまり，連携を模索する当事者は，自分のメリットの拡大を目的にしているために，全体で効果が拡大したとしても，自身のメリットのない連携には興味を示さなくなるということです。

▌連携しやすい補完関係と構造変革が必要な競合関係

地域包括ケアシステムといえば，地域の機関の連携が必須です。しかし，競合関係を持っている当事者間では，連携を成功させるのが難しくなります。もし競合関係のある当事者間で連携を模索するのであれば，競合関係を解消する変革が必要です。例えば，先ほどの例でいえば，外科のA病院と外科と内科を持つB病院が存在しているとき，B病院の外科をA病院に移管するという発想です。移管すれば，A病院は外科専門になり，B病院は内科専門になります。そのため，競合関係は解消されるので，双方とも補完関係になり，連携が成功しやすくなるということです。

42 分業と協業

> 分業は生産性を向上させ，協業は負荷を調整することができる。仕事の多いときには，分業で生産性を上げ，さらに協業で負荷を分散させる。

▌職場には生産性向上の余地が潜在化している

　部門の仕事の生産性を考える場合，仕事の時間を3つに分けて考えてみることが大切です。就業全体の時間，実際に仕事をしている時間，さらに，ベテランがやったときに実現できる時間の3つに分けて考えるのです。このとき，就業時間に対して，ベテランがやったときに実現できる時間との間に，大きな差が生じる傾向があります。それがなぜかを考えてみましょう。

　まず，ベテランがやったときに実現できる時間と普通の人が仕事をしたときの時間の差を考えてみましょう。すべての人が同じスキルであることはあり得ないので，スキルレベルの低い人が仕事をすると余計に時間がかかることになります。

　次に，就業時間と実際に仕事をした時間の差を考えてみましょう。日々の仕事は，日によって仕事量にバラツキがあります。仕事量の多い日と少ない日で同じ人数が配置されていれば，仕事の少ない日には，仕事をしていない時間がたくさん生じることになります。

　このように，日常の職場では，スキルの差や仕事量のバラツキにより，生産性を向上する余地が潜在化しているといえるのです。こうした実態に対して，どうすれば生産性を向上できるのか，分業と協業をいう視点から考えてみましょう。

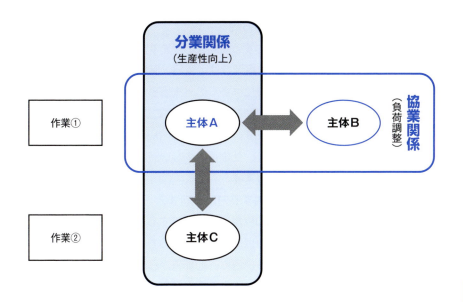

▶仕事を手順で分解し,得意な人に分ける

　1つの仕事にはさまざまな要素が含まれています。例えば,企画を考えて関係者へ説明し,業者との交渉を経て,部門の管理者を説得するなど,さまざまな仕事が含まれています。しかし,人には得手不得手があるので,企画を考えるのは得意だけれども,人に説明するのはうまくないという人もいるかもしれません。こういう場合に,「餅は餅屋」という発想で,それぞれの仕事が上手な人に任せてみるとどうなるでしょう。

　それぞれの仕事を,得意な人に任せるのです。企画が上手な人は,朝から晩まで企画を考えます。つまり,一連の仕事を手順で分解し,手順ごとに得意な人に任せるのです。得意な領域を担当した人は,ほかの人が仕事をするより短時間で良い結果を出せることになります。これが分業による効果といえます。こうした分業を取り込めれば,仕事の全体が効率的に進められることになります。

▰ 負荷のバラツキに対する改善方向

　仕事は，バラツキを持って発生する傾向があります。病院の外来の患者数を例に考えると，1時間当たりの患者数は，曜日・時間帯で大きく異なっています。つまり，月曜の開院直後には多くの外来患者がいるのですが，週の半ばの午後においては減少する傾向にあります。このように，仕事の量は日々刻々と変化するのが一般的です。しかし，部門別の職員の配置人数は，同じ人数になっていることが多く，仕事量の少ない時間帯には，職員の中に余力が生まれてしまうことになります。

　こうした仕事量のバラツキに対する対応方向は2つしかありません。1つは，仕事の多い日の仕事を仕事の少ない日に移管するという平準化です。しかしこれは，相手の同意がなければ成立しませんので，対応するのが難しいでしょう。もう1つは，仕事の多い日に，他部署から応援を受け入れるという方法です。つまり，他部署の人による協業を実現するのです。この方法を導入できるならば，職員の残業などを抑制しつつ，患者の待ち時間も短縮できるという効果を得ることができます。

▰ 分量と協業によって，高い生産性を目指す

　職場の生産性を向上させるためには，負荷のバラツキに対して，協業によって対応するという方向と，個々の業務について，分業による生産性向上効果を得るという方向の2つを同時に実現させることが有効です。

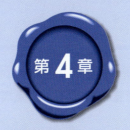

業務を管理する方法

大きな改革のためには,職場の日常的業務の管理が第1歩です。本章では,職場の業務を有効性と効率性を向上するための視点を解説します。

43

QCT

> QCTの視点で業務を総点検すると，職場のすべての問題をリストアップできる。

▎業務を評価する基本「うまい，安い，早い」

　誰しも外食をするときに，「うまくて，安くて，早く出てくる店」があれば，飛びついてしまうことでしょう。この「うまい，安い，早い」は，事業や業務を評価する重要な3つの側面でもあります。

　事業や業務の良しあしを評価するとき，仕事の質と仕事に関わるコスト，仕事のスピードの3つを評価することが基本となります。仕事の質とコスト，スピードは，それぞれ英語にするとQuality，Cost，Timeですので，その頭文字をとって，QCTと呼ばれています。つまり，事業や仕事の良しあしを確認するときには，事業や仕事のQCTの良しあしを確認すればよいということになります。

▎第1の視点：仕事の質

　仕事の質を見るときには，不具合と満足度の2つの視点から点検することが大切です。

　不具合とは，あってはならない不良やミスのことです。仕事の中で，どれほどの不具合が発生しているのか，どんなときに発生するのか，どんな理由で発生するのかなどを明らかにし，発生自体を抑制することが大切です。

　あってはならない不具合に対して，仕事による満足度の状態を確認することも大切です。患者や利用者からのクレームがあるということは，満足を感じてもらえていない証といえます。不具合の発生状況を確認するのと同時に，患者や利用者における満足度を確認することも大切です。患者アンケー

Q (Quality)	不具合	不良	不良資材
		ミス	業務上のミス
	満足度	顧客満足度	顧客満足度,クレーム
		サービスレベル	患者の要求対応度
C (Cost)	生産性	労働生産性	配員適正化,稼働率,スキル
		設備生産性	稼動率,トラブル
		材料生産性	無駄,廃棄
	単価	賃率	単価適正化,社員構成,時間外
		購買単価	購買レベル(企画,査定,比較,手配)
T (Time)	所要期間	リードタイム	業務所要時間,待ち時間
		納期順守率	納期遅れ件数
	在庫	在庫過多	過剰資材の管理費用,廃棄損
		在庫過少	欠品時の特急対応

トや利用者アンケートなどによって,定期的に満足度の実態を調べ,満足度が低いのであればどこに不満を感じているのかを調べて,不満を解消する改善をすることが大切です。

▶第2の視点:仕事のコスト

仕事のコストを見るときには,生産性と単価の2つの視点から点検することが大切です。

生産性とは,インプットに対するアウトプットの割合で確認します。人であれば,就業時間というインプットに対して,実際に仕事をした時間をアウトプットとし,その割合を労働生産性として計算します。アウトプットとインプットが同じであることが理想ですので,そこに差があるときには,どんな差があるのか,なぜ発生しているのかを突き止めることが大切です。この考え方は,医療機器などの設備や薬剤や診療材料などの材料にも適用することができます。

単価は,仕事に関わる価格です。人であれば1時間当たりの人件費,設備

や材料であれば購入価格が仕事に関わる価格です。こうした価格に引き下げる余地があるかを確認し，引き下げる余地があれば，引き下げる活動を進めることが必要です。

▌第3の視点：仕事のスピード

　仕事のスピードを見るときには，所要時間と在庫という2つの視点で点検することが大切です。

　所要時間とは，仕事を着手してから完了するまでの時間です。病院での外来患者を例に考えるのであれば，来院してから会計が終了するまでの時間が所要時間です。このときに，2つの観点から点検します。まずは，所要時間を短縮できる余地があるかです。次に，約束している時間がある場合，その時間で対応できているかという点を確認するのです。待たせることなく，約束した時間以内に業務を終了することが大切です。

　在庫というのは，単にモノだけに適用する視点ではなく，すべての仕事に適用することができます。外来のブースを例に挙げると，1人目の患者の診察が終了したら，次の患者がすぐに入ってくれば，医師の待ち時間をなくすことができます。しかし，次の患者がすぐに来なければ，その待ち時間が無駄になります。つまり，仕事を継続して行えるように，必要な仕事を確保しておくことが大切です。

▌QCTのバランス

　QCTのすべてを良くすることは難しいので，仕事ごとに適切なバランスを実現するということが大切です。ミスをなくすために確認すると所要時間が長くなるのは，Qを向上する代わりに，Tを犠牲にすることによってバランスを取っているといえます。

44 定型業務，判断業務，企画業務

> 業務の手順的特性から改善方向を決める。定型業務は手順化し，判断業務は基準化し，企画業務はノウハウを共有化して生産性を上げる。

▶業務の進行手順の特徴に基づく3パターン

仕事の手順のパターンを調べてみると，3パターンに分けて考えることができます。

1つ目は，やることが定められていて同じ手順で進めることができるパターンです。このパターンを定型業務といいます。

2つ目は，仕事を進める中で，仕事の状況によって判断が必要な部分が生じる業務のパターンです。つまり，ある手順を進めているときに，そのときの状況によって，次にやるべきことが変わってくるという業務です。仕事の手順が直線状ではなく，仕事の手順の中に分岐が発生するパターンです。このパターンを判断業務といいます。

3つ目は，存在していないものを考えていくというパターンです。定型業務と判断業務との対比で説明するならば，手順を作る業務といえます。このパターンを企画業務といいます。

業務を改善するときには，これらのパターンによって改善の着眼が異なりますので，業務のパターンを踏まえた改善を行うことが効果的です。

▶定型業務の改善方向

定型業務を改善するときには，業務の手順を最適にすることと，最適な手順を関係者が順守することの2点がポイントになります。具体的には，業務に関して，経験が豊富な人のやり方を調べて，より良い方法を定めるので

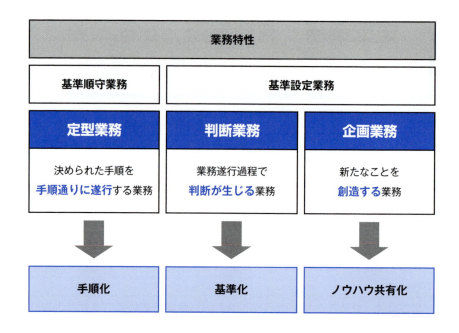

す。そして，そのやり方をマニュアル化して，関係者にマニュアル通りに業務をするように指導することが大切です。

▶判断業務の改善方向

判断業務は，ある手順の次が，条件によって異なるという部分を含んでいる業務です。例えば，切符を販売するとしましょう。学生であれば学割料金，学生でなければ普通料金で売ることは，学生であるかどうかという条件によって，販売価格が変わる業務といえます。

多くの業務が判断業務になっていることが多く，多くの経験を通じて，判断の基準が身につくようです。そこで，ベテランが経験によって身につけた暗黙の基準を明確にすることができれば，経験のない人でも，業務を遂行できるようになるのです。ちなみに，判断するべきことを基準で定めることができれば，判断業務ではなく，基準に基づく判定業務になるといえます。

企画業務の改善方向

　企画業務は，新たなことを考え出す業務です。新たなことを考えるといっても，全く新しいことが脳から出てくるわけではありません。自身が持っている知識を思い出し，企画する内容に沿って組み合わせるのです。つまり，自分の記憶の既存の知識同士を組み合わせることによって，新たな着想を生み出すのです。

　こうしたプロセスにおいて<u>有効な方法とは，類似の事例を数多く集めること</u>といえるでしょう。つまり，企画する内容に関するノウハウを収集して，誰もが使える状態にすることです。

コラム　定量化で変わる，業務改善の効果

　業務を改善し，管理するには，定量化が有効になります。「定量化」とは，物事を数値で表すことです。例えば，ある職員がレセプトチェックに時間がかかっているとします。計測してみると，10件処理するのに，ベテラン職員は15分で終わるところ，30分かかっていた，とわかりました。このように，数値で表すことで，倍の時間がかかっているとは問題だ，と皆が認識できます。さらに，それを20分にするためには何が必要か具体的に考えることができます。また，翌月に25分になったとしたら，5分改善できたということも明らかです。

　つまり，定量化することによって，①問題を顕在化させる，②問題の大きさを関係者と共有する，③改善度合いを測る，という3つの効果が得られるのです。

　ところが，現実にはなかなか数値で表しにくいこともあります。その際のポイントは，「代用的な数字」もしくは「因果関係のある数字」を考えることです。諦めずにどんな問題でも数字にしてみるというスタンスが重要だといえるでしょう。

45 業務特性に基づく改善視点

> 業務特性によって発生する問題が異なる。業務特性に応じて改善の方向を決め，改善を行おう。

▎問題の発生方法の違いに基づく業務の3パターン

　業務を分類するにはさまざまな視点があります。本稿では，業務を遂行する過程で発生する問題のパターンによって，業務を分類してみましょう。

　業務上の問題の発生には代表的な3つのパターンがあります。部門横断型業務における問題，専門型業務における問題，プロジェクト型業務における問題です。では，これらの業務がどのような業務であるかという点を確認し，問題を解決するためにどのようにすればよいか考えてみましょう。

▎部門横断型業務の改善方向

　組織が大きくなると，組織内に複数の部門が設置されてきます。すると，1つの業務が1つの部門で完結せずに，複数の部門の了承を得ながら進めていくという状況が生じてきます。こうした業務を部門横断型業務と呼んでいます。

　部門横断型業務で発生しやすい問題は，部門間のやり取りの中で手戻りややり直しが発生するという問題です。指示された資料を準備したものの，いざ提出してみると，これが足りない，この部分をもっと詳しくしてくれなどと，手直しや追加が必要になってしまうことが多いようです。

　部門間を横断する業務では，こうした手戻りが発生しやすいので，仕事に着手する段階で，仕事の仕様を明確にしておくことが大切です。そして，手戻りのない状態を実現するのです。

業務特性	特性の定義	問題の発生パターン	改善の視点
部門横断型業務	他の部門等との間で、組織をまたがった調整が必要であり、修正や手戻りが生じやすい業務	業務のやり取りの中で、不要な修正や手戻りが発生する	部門間業務における業務要求仕様の明確化
専門型業務	「知識」、「情報」、「経験（知）」が求められる業務	ノウハウを共有化していないため、不要な業務を行ったり、必要以上の時間をかけている	業務効率を向上させるために有効なノウハウの設計
プロジェクト型業務	その時々の必要性からテーマ（課題）が提示され、企画的要素があり、繰り返し性の少ない業務	納期や目標時間を明確にしていないために、必要以上の時間をかけている	実施手順や実施項目ごとに、納期や目標時間の明確化

▌専門型業務の改善方向

　前項で説明した企画業務にも近いのですが、知識や情報、経験に基づいて、処理していくのが専門型業務です。この業務に特有の問題は、必要以上に時間を要してしまうという点です。仕事をしている状況を見ていると、考えているという場面が多い仕事といえます。また、何かの資料を作成している場面も多いでしょう。しかし、作成した資料が使えなければ、作り直す必要があり、最初に作成していた時間は無駄な時間だったといえるのです。

　こうした仕事においては、仕事のゴールを明確に示して、その仕事に必要な参照資料なども具体的に明示することが有効になります。無駄な試行錯誤や手の動かない思考時間を極小化することが大切です。

▌プロジェクト型業務の改善方向

　プロジェクト型業務は、期間内に定められたアウトプットを仕上げる形式の業務です。この業務の場合、スローペースになることによる無駄や不要なことをやってしまうことによる無駄が生じやすい傾向があります。指定の期

間が数カ月に及ぶ場合，その中の数日程度は何もしなくても全体への影響がわかりにくくなります。

　プロジェクト型業務については，短い期間を区切って，期間ごとの目標を明示することが大切です。数カ月のプロジェクトであれば週次の目標を設定し，数週間のプロジェクトであれば日次の目標を設定するなどのきめ細やかな確認が大切です。

> **コラム　縦割りの弊害**
>
> 　「A病院に行ったら，受付のスタッフは親切なんだけど，検査の対応が悪いんだよね」
> 　「B病院は，先生の診察も検査も丁寧でいいんだけど，受付の対応が最悪で，会計も待たされるんだ」
> 　というような会話を耳にしたことはあるでしょうか。
> 　病院には多くの機能があり，それぞれが役割を分担して1人の患者に対応しています。外来であれば，患者が入り口から入った瞬間から，帰りに出口を出る瞬間までのすべてのプロセスにおいて，どこか1つでも悪い対応があれば，病院全体の評価を下げることになってしまうのです。
> 　改善をしようとなると，うちの部署は忙しくて手が回らないからこの業務はそちらの部署でやってください，というような安易な解決策が提案されることがあります。ところが，自分の部署の仕事は楽になったとしてもそれが前後の部署に押しつけられているのでは，組織全体での改善にはつながりません。部署を越えてお互いがお互いの業務を理解し，全体として質を高め，効率化を進めることが必要なのです。病院では，職種を越えて部署長が集まる会議が多くあります。これらの会議においては，部署長の権限で，部署間の問題を調整し，全体として最適な解決策を考えることが望ましいでしょう。

46 業務プロセスにおける人ネックと設備ネック

> 人が増えれば処理量が増える職場と設備増強によって処理量が増える職場がある。人ネックと設備ネックの判定によって生産性を向上させる。

▎ボトルネックを解消すれば，組織全体のアウトプットが拡大

　マネジメントにおいては，ボトルネックという言葉が使われることがあります。ボトルネックとは，文字通り瓶の首の部分です。ビール瓶などは，胴体の部分より首の部分が小さくなっています。そのため，ビールを注ぐときに，首の部分以上に出ることはありません。

　組織におけるボトルネックとは何を意味するのでしょうか。健康診断業務を例に考えてみましょう。健康診断を受診する場合，受付をして，身長・体重を測定し，以後さまざまな検査を受けます。このときに，行列のできる検査とできない検査があります。例えば，CT検査では，受診待ちの人がたくさん並んでいたとします。CT検査以外には待っている人がいなかったとしましょう。このとき，唯一待っている人が生じている工程をネック工程と呼びます。こういう場面であれば，CT検査機をもう1台設置すれば，1日の受診者の人数を増やすことができます。つまりネック工程だけを改善すれば，組織全体のアウトプットを拡大することができるのです。

▎ネック工程の見つけ方

　ネック工程は，工程ごとの時間当たりの処理数を調べるとわかります。時間当たりの処理数が小さい工程がネック工程になります。例えば，先ほどの健康診断を例に考えてみましょう。

　健康診断の第1工程が身長・体重測定，第2工程が聴覚検査，第3工程が

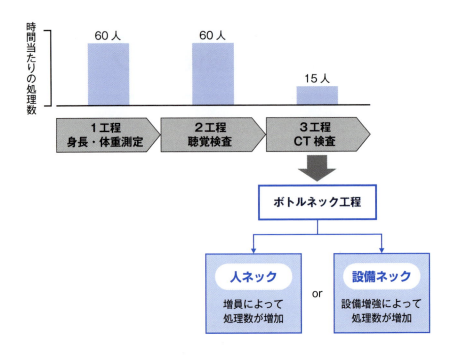

CT検査だったとします。それぞれの1時間当たりの検査数が，第1工程で60人，第2工程も60人，第3工程が15人だったとします。この場合，第3工程がネック工程となります。この健康診断では，1時間に15人しか受診できないことがわかります。1日に10時間の健康診断をしたとすると，最大で150人しか受診できません。この時に，CT検査機を2台に増やすと，1時間当たりの受診者が30人に増えることになります。

▶人がネック工程になっている場合の改善方向

　ネック工程は，人がネックになっている場合と設備がネックになっている場合があります。人がネックになっている場合には，その工程の人数を増やせば1時間当たりの処理数を増やせるのです。先ほどの健康診断のケースでは，CT検査の工程で人を増やしても，時間当たりの処理数を増やすことはできません。

▌設備がネック工程になっている場合の改善方向

　ネック工程の設備を増やすと，全体での1時間当たりの処理数が増えるケースが設備ネックとなります。先ほどの健康診断の例では，CT検査機を増設すると，時間当たりの検査人数を増やせるので，CT検査の工程が設備ネックになっているといえます。

　組織全体の処理数を増やしたい場合には，どの工程がネック工程になっているかを特定して，ネック工程の時間当たりの処理数を増やすための改善を行うことが必須となります。組織全体の改善をしなくても，ネック工程だけを集中的に改善すれば，組織全体の処理数を拡大できるというわけです。

コラム　工夫に終わりはない

　「仕事を標準化して誰にでもわかるようマニュアルを作ろう」という話をすると，必ず，「標準化なんかしても意味がないよ…」と否定的に捉える人がいます。手順を定めても，どうせその通りにしないからというのがその理由です。

　確かに，職場を観察していると，決められた手順とは違うやり方で業務を進めている光景を見かけることがあります。ただし，その背景には正反対の2つの方向性が考えられます。1つは，本来すべきことなのに手を抜いているケース，もう1つは，マニュアルをベースにさらに工夫を加えているケースです。マニュアルとは，ある時点において，その時の条件に基づいて最適だと思われる手順を整理したものです。マニュアルを作成した時点で100％完璧なものばかりではありませんし，当初の条件から変化が生じれば当然マニュアルを変える必要があります。まじめに業務に向き合っている人ほど，現状のやり方に満足せず，工夫を重ねていることが多いものです。それらの工夫のアイデアを定期的に汲み取り，再び標準化することで，業務のレベルを継続的に向上しましょう。

47 業務と定員

> 本来職場に配置するべき人員を決定するときは，業務量に応じた定員を算定し，実質的に公平な人員配置を目指すことが大切である。

▶職場で必要な人数を算定する

　どこの職場に行っても，「人が足りない」という話を耳にします。「人が余っている」という言葉はあまり聞いたことがありません。組織は，必要以上の人を配置することを抑制しますので，多くの場合，人が少なめになる傾向があります。また，仮に人に余裕がある場合，仕事を丁寧にやろうという意識が働くと手空きの時間はなくなり，人が足りない状況になるようです。

　施設基準などで，配置するべき人数が決められている場合には，問答無用で定められた人数を配置しなければなりません。しかし定員が決まっていない場合，どのように人員を配置すればよいかという点を考えてみましょう。

▶業務に基づく業務量の算定

　職場で必要な人数を算定するにあたり，まずは職場が担当している業務に着目します。その職場ではどんな業務をやっているのか，それらの業務を遂行するためにどのくらいの時間が必要かという点を見積もるのです。例えば，ある職場でやっている業務は1日に12時間分の仕事だったとします。このとき，職場の仕事量は12時間分であるといいます。

▶業務量に基づく要員と定員の算定

　次に，仕事量から職場に必要な要員を考えます。職員が1日当たりに処理できる仕事は8時間分だったとすると，12時間分の業務量であれば1.5人分

47 ● 業務と定員

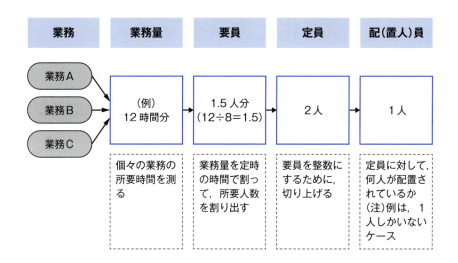

の要員ということになります。

　職場の要員が1.5人分といっても，人を配置するには，1人か2人という整数単位の配置になります。そこで，1.5人分の要員の職場であれば2人を配置する必要があるということになり，職場の定員は2人ということになります。

▶定員に対する配員

　組織の中で，その職場の定員が2人と設定され，2人を配置したとしても，退職や休暇で1人しかいないという場合が生じます。この場合，その職場の配置人員（配員）は1人ということになります。

　組織の中で，「人が足りない」という話が出てきたときには，業務量に対して定員が少なすぎるのか，あるいは定員に対して配員が少ない状況になっているのかを特定することが第1になります。

　また，職場における仕事は，職場を取り巻く環境の変化によって，増減する傾向があります。そこで，定期的に，職場の業務量を確認して，適切な定員になっているかを確認することが大切です。

139

48

標準化とカスタマイズ

> 効率性を追求する標準化と顧客の要望を反映するカスタマイズがある。標準化による効率化と顧客要望への対応による満足度向上が，業務の量と質の相乗的発展を実現する。

▶標準化により効率化を追求

　仕事の結果の良しあしは，仕事の手順と方法によって決まります。仕事をするときに，良い手順を踏んで良い方法で進めると良い結果が得られ，短時間で効率的に進めることができます。仕事を短時間でやると，ミスが多くなるという心配をする人もいますが，良い方法を標準として定めると，短時間でミスなく仕事を進められるものです。

　仕事のやり方を標準化するときには，最も経験の多い人のやり方を参照する方法と，その仕事の進め方の理想を考える方法があります。標準化しやすくて，周囲の理解を得やすいのは，経験が豊富な人のやり方をベースに考える方法です。なぜならば，実際に存在する人のやり方をモデルにするから現実的であり，周囲の納得を得やすいのです。

　仕事のやり方を標準化したら，マニュアルなどに明示することが大切です。しかし，マニュアル化して周囲の関係者にも説明したとしても，マニュアル通りにやってくれない人が出てくることも多く，時折，マニュアル通りにやっているかどうかを確認することが必要になります。マニュアル通りにやっていない場合には，なぜマニュアル通りにできないのかを確認し，仕事をする人の同意を得ながらより良い方法へと見直していくことが大切です。

▶カスタマイズによって満足度を向上

　仕事には，後工程が存在する場合が多く存在します。例えば，病院の受付

48 標準化とカスタマイズ

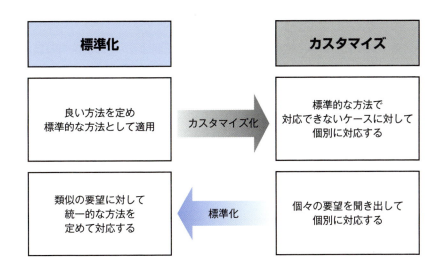

部門は,受付が終わると資料を検査部門に渡し,検査部門は検査結果を外来に渡します。自部門で,より良い方法を定めたとしても,後工程からの要望が出てきて,より良い方法として定めた方法では対応できなくなることもあります。

　基本的には,個別の事情を聞いていると,都度,仕事のやり方を変えなければならないという事態に至る危険があります。すると,必要以上のことをやることになってしまい,必要以上の時間を要してしまうことになる可能性があります。とはいえ,後工程の要望が妥当であり,後工程の複数人が同じ要望を投げかけてくる場合には,仕事のやり方を見直すことも必要です。

▶標準化とカスタマイズの循環的導入で相乗的発展

　職場で仕事のやり方を標準化すると,後工程からやり方を変えてほしいという要望が来ても,聞く耳を持たずに決められたやり方を守り続けてしまうケースがあるようです。また逆に,後工程から仕事のやり方の変更に関する要望があると柔軟に対応し過ぎ,標準化された方法を守らないというケースもあるようです。どちらも極端な状況といえますが,どのような対応が好ま

しいのか考えてみましょう。

　仕事のやり方を定めて標準化したら，一定の期間はそのやり方を守り続けることが大切です。一定期間を経過したら，後工程からの要望などを一元的に把握して，定められているやり方を変える必要があるかを確認することが大切です。そして，やり方を変えた方が全体として好ましいと判断できたときには，マニュアル化した仕事のやり方を修正するというのが理想的です。

> **コラム** 「忙しくてできませんでした」の真意
>
> 「Aさん，この間お願いした仕事もう終わっているかな？」
> 「すみません，忙しくてまだできていません」
> 「そうか，できるだけ急ぎで頼むね」
> 　管理者になると，自分が業務を行うだけでなく，やらなければならない業務をほかの職員にお願いすることも増えるでしょう。プレーヤーからマネジャーになったときに，多くの方がぶつかる悩みがあります。それは，頼んだことをやってくれない，というものです。そして，なぜやっていないか理由を聞いたときの代表格に，「忙しくてできませんでした」というものがあります。
> 　この何気ない返答を掘り下げて考えてみましょう。忙しくてできない，といっているわけですから，ほかの仕事はしているわけです。つまり，「忙しかったからできなかった」のではなく，正しくは「取り組む優先順位を下げたため，現在も終わっていない」ということなのです。
> 　そう考えると，仕事を依頼した上司の側にも問題があることがわかります。完了期限を伝えたでしょうか？　ほかの仕事の状況を尋ねたでしょうか？　上司が優先順位をつけてあげなければ，部下は目の前の仕事を優先するものです。管理者は，緊急性と重要性を勘案して適切な指示を出し，組織として成果を出すことが求められるのです。

49 仕組みと仕掛け

> 最適な方法を確実に実行する仕組みを作り，その仕組みをやりたくなる仕掛けによって，定着を目指す。

▌改善を定着させるには

　改善によって，今までやっていなかったことを新たにやってもらうということが生じます。例えば始業前に機器を点検し，結果を記録票に記載するということがあるかもしれません。IT機器などを活用して，決めたやり方を強制できる方法を仕組むことと，決めたやり方を守らざるを得なくなるように仕掛けることが有効です。この仕組みと仕掛けがうまく機能すると，改善したことが定着しやすくなります。

▌効果の出る方法を仕組むこと

　新たなやり方を仕組むとはどういうことなのかを，例をもとに考えてみましょう。昨今ではインターネットで買い物をする人も多いと思います。インターネットで買い物をすると，通常の買い物と比べ，いくつもの工夫が見られます。まず商品の送付先は購入者が打ち込むので，販売者は入力する時間を省けます。また，欲しい商品を選んだら住所を登録する，支払方法を選択するという手順ができ上がっていますから，1つでも抜けがあると商品購入が完了できなくなっています。つまり情報が不足することがないように仕組まれているのです。さらに，購入者が必要事項を入力するので，販売者に起因するミスが生じなくなります。

　このように，**相手が所定の手順に従って仕事をしなければならなくなるようにすることが，仕組むということ**です。日常の仕事の中に，正しい手順通りにやらなければならない仕組みを織り込むことが大切です。

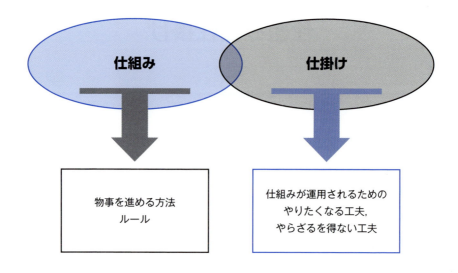

▌仕組んだ方法への仕掛け

　正しい方法をやらなければならない状態を仕組んだら，その方法でやりたくなるように仕掛けることが大切です。定められた方法でやることが当事者のメリットになればよいのです。また，定められた方法でやらなければ罰則が生じるようになっていると，やらざるを得なくなるかもしれません。

　いずれにしても，定めたやり方を関係者に守ってもらうための仕掛けが必要です。

▌仕組みと仕掛けの両面から改善の成果を保証

　職場を良くするには，何かを変えることが必須です。やっていないことをやる，あるいは，今のやり方を変えるということが必要になるのです。そのとき新たなやり方を示しても，そのやり方をやってもらえなければ，良くすることが実現できません。今のやり方を変えることを，いかに成功させるかが問われてくるのです。そのときに，新たなやり方の仕組みと仕掛けを考えると，新しいやり方の定着を促すことになります。そうすれば，職場をより良くするという成果を保証できることになります。

50

決める時間と決まる時間

> 定型業務は何をするかで所要時間が決まり，プロジェクト業務は所要時間を決めることで目標時間を明示する。

▌業務の目標時間が生産性を向上させる

　何かの業務に取り組むとき，たった1つの心がけで生産性を向上できるコツがあります。それは，業務の目標時間を決めることです。人間は目標を決めると，目標通りにしようという意識が生まれるといわれています。ですから，業務の完了時刻を決めると，その時間内に終わるように無意識の努力が生まれるのです。ただし，この効果を得られるのは当事者が納得する目標を設定した場合に限ります。

▌目標時間が「決まる」業務とは

　では，業務に着手するときに，目標時間をどのように決めればよいか考えてみましょう。業務の目標時間を決めようと思うと，目標時間が「決まる」業務と，目標時間を「決める」業務の2種類があることに気づきます。

　これまでにも説明した定型的な繰り返し型の業務は，その業務を進めるために，どのくらいの時間がかかるかが決まってきます。例えば，書類を100枚チェックするのであれば，20分ほど必要だということです。

　目標時間が「決まる」業務においては，その業務をするために必要な時間をあらかじめ定めておいて，業務を遂行するときに，定めた時間を目標時間にすればよいのです。

▌目標時間を「決める」業務とは

　業務の中には，どのくらいの時間でやるかを「決める」タイプの業務もあ

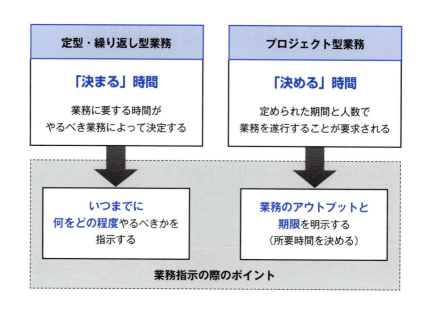

ります。会議の議事録を作成するという業務を例に考えてみましょう。仕事を依頼されたとき、ほかに仕事がなければ、1日かけて丁寧に議事録を作ることもできるでしょう。しかし、上司に1時間後までにほしいといわれた場合、1時間で作成するのではないでしょうか。当然内容は違ってきますが。

　このように、仕事の工夫や丁寧さ次第で、所要時間が大きく異なる業務においては、どのくらいの時間で業務を仕上げるかを「決める」ことが必要になります。

▶目標時間設定の習慣化

　業務を遂行するときには、その業務の目標時間が、「決まる」時間か「決める」時間であるかを踏まえて、適正な目標時間を定めることが大切です。目標時間を定めることによって、目標時間を定めずに遂行するときより、短時間で業務を完了できるからです。目標時間を定めて仕事を進めるということを、職場全体の習慣にすることをお勧めします。

51 重要性と緊急性

> 重要性が高く，緊急性の低い業務を優先しよう！ 納期の迫った仕事をしていると，緊急性の高い仕事で1日が終わるが，重要性の高い仕事を着実に進めることが大切である。

▶身についた仕事の習慣と問題点

　日々の仕事を振り返ってみると，ある傾向に気づきます。緊急性の高い仕事を中心にやっているという傾向です。いってみれば当たり前のことですね。やるべき仕事がたくさんある場合には，納期の迫っている仕事からやるよう教えられてきているはずですから。実は，ここに問題点があるのです。

▶仕事の中で大切なこと

　日々実施している仕事は，その重要性が高いか低いか，さらにその緊急性が高いか低いかの4種類に分類することができます。例えば，ある1週間に実施した仕事をリスト化して，この4種類に分類したとします。通常は，重要性が高くて緊急性も高い仕事，そして，重要性は低いが緊急性が高い仕事の2種類の仕事ばかりをやっていたという状況になる傾向があります。緊急性の高い仕事に集中していたにもかかわらず，やり切れていないということも多いのではないでしょうか。

　病院や介護施設では，自分が予定していたことが計画的に進むという日は少ないのではないでしょうか。患者や利用者からいろいろと要望を受けて，その対応に追われてしまうということが多いと思います。その結果として，その日にやろうと予定していたことが，先送りになってしまうことも多いと思います。

　さて，さまざまな種類の仕事がある中で，どの仕事が一番大切なのでしょ

	緊急性	
	緊急性が高い	緊急性が低い
重要性が高い	**第1領域** 問題領域・危機領域 多くの時間をこの領域に使っているケースが多い	**第2領域** 効果的な自己管理領域 本来大切だが，緊急性がなく先送りされる
重要性が低い	**第3領域** 反応的領域 他の人の優先順位に従い自分が行動している	**第4領域** 息抜きの領域 プラスにならないが息抜きの効果がある

うか。実は最も大切なのは，重要性が高く緊急性が低い仕事なのです。しかし，緊急性の高い仕事を優先して，その仕事をすべて終えることができていない状況では，重要性が高く緊急性が低い仕事まで着手することができません。その結果，重要性が高く緊急性が低い仕事は先送りされてしまうのです。先送りされているだけであれば，いつか着手されるのですが，永遠に先送りされてしまい，結局やらずじまいになってしまうことが多いようです。

　病院や施設の改革を実行するという仕事を考えてみると，組織の将来を考えると重要ではありますが，緊急性が高くありません。その結果，先送りされてしまう傾向が強いのです。

▶重要性が高く緊急性の低い仕事に業務時間の20％を投入

　重要性と緊急性で仕事を4種類に分けたときに，最も大切な仕事は，重要性が高く緊急性が低い仕事ということを説明してきました。しかし，その重要な仕事には，先送りされる傾向があるということも説明しました。では，

どうすればよいのでしょうか。

　まず，重要性が高く緊急性が低い仕事を，自分の業務時間の20％ほど割りあてることが大切ということです。20％という時間はとても長いです。1週間でいえば，1日は重要性が高く緊急性の低い仕事をする日にしなければならないということになります。

　では，重要性が高く緊急性の低い仕事が全体の20％になるようにするには，どうすればよいのでしょうか。週の初めに，重要性が高く緊急性の低い仕事を計画してしまうのです。研修などもこの時間の業務といえます。あるいは，部署内の改善を検討するミーティングの時間もこの時間といえます。こうして，1週間の中に，重要で緊急性のない仕事を計画するのです。そうすれば，自分が立てた計画を達成しようという意識が働き，重要性の高い仕事が進められていくようになります。

52

結果指標とプロセス指標

> 良くなったかを見る結果指標と良くするためのプロセス指標がある。すべての業務を結果指標で測れば，すべての業務の質的レベルを向上させることができる。

▎測定なくして管理なし，管理なくして成果なし

　マネジメントの世界ではその昔から，「測定なくして管理なし，管理なくして成果なし」といわれています。つまり，測定しなければ，成果は出ないということです。どうしてそういえるのでしょうか。

　管理という言葉にはさまざまな定義があり，その中の1つに「基準と実績の差異を解消すること」があります。基準を目標と置き換えると，目標を定めて，目標に対して実績がどういう状態かを把握して，そこに差があれば解消するのが管理だということです。ということは，測定していなければ，目標に対して差があるのかどうかもわからないので，管理できないということになるのです。さらに，実績がわからないので成果が出たのかもわからないということになります。

▎業務を測定する結果指標とプロセス指標

　職場の中では日々さまざまな業務が行われています。職場としての理想的な状態は，すべての業務が良い状態で運営されていることでしょう。では，業務が良い状態で運営されているかは，どうすれば確認できるでしょうか。

　業務が良い状態であるかどうかは，その業務の目的が達成されているかどうかを確認すればよいのです。業務の目的の達成度を測る指標を結果指標と呼びます。

　結果指標が目標に達成していない場合，なぜ達成していないのかを確認す

52 ● 結果指標とプロセス指標

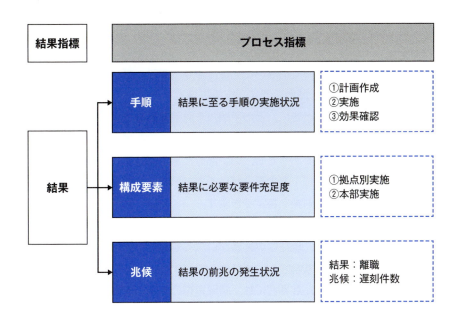

ることが大切です。その原因を測る指標をプロセス指標と呼びます。では，結果指標とプロセス指標を掘り下げてみましょう。

▌業務の目的達成度を測る結果指標

ある業務がその目的を達成しているかは，業務の目的を測る結果指標を確認すればわかります。結果指標がどのようなものであるかを，健康管理業務を題材に考えてみます。

組織の中で，健康管理業務を推進している場合，目的は「職員が，健康上の理由で業務に支障を生じさせないこと」です。その目的を測る結果指標は，「健康上の理由による累積欠勤者数」とすることができそうです。つまり，健康上の理由による欠勤者がいなければ，健康管理業務は目的を果たしているといえるのです。

▌プロセス指標の3類型

結果指標が目標を達成していないとき，あるいは，結果指標のこの先の動

向を知りたいときには，結果指標に対するプロセス指標を確認することが有効です。

　結果指標が目標に至っていないときに，やるべきことがどれだけ行われているかを確認することが大切です。結果に導くためのやるべき手順が3つあったとします。そのときに，どの手順が未着手であるかがわかれば，結果を出すために何をしなければいけないかを特定することができます。

　結果指標が目標未達であっても，いい部分と悪い部分が混在している場合があります。その場合に，どの部分が良くて，どの部分が悪いのかがわかれば，テコ入れするべき対象を特定できます。

　結果指標が目標を達成していても，この先に不安がある場合もあります。健康管理業務であれば，現在は欠勤者がいなくても，かぜをひいている人が多くなってきているとすれば，いずれ休んでしまう人が出てくる危険を感じるかもしれません。こんな場合には，結果指標の兆候を確認できる指標をプロセス指標にしておくと便利です。

53

未然防止と再発防止

> 業務最適化条件から考えて不具合を未然に防止し，個別事象の原因を解消して不具合の再発を防止する。

▎ゼロが理想でありながらも，ゼロにならない不具合

　仕事におけるミスやトラブルは，ゼロであることが理想です。ゼロが理想とわかっていても，なかなかゼロにはならないので，無理かもしれないと諦めてしまいそうになります。これがミスやトラブルの実情でしょう。

　見方を変えると，違う側面が見えてきます。例えば，毎月1％のミスが生じる仕事があるとします。こういうケースにおいて，1％のミスは仕方がないといい始める人が出てくるかもしれません。しかし，100回中99回はミスがないのです。ですから，99回もミスのないやり方をもう1回繰り返せば，ミスがゼロになる，つまり，ミスやトラブルは，ゼロにすることができるという前提に立って対応することが大切です。

▎不具合発生時の再発防止

　ミスやトラブルが発生したときには，同じ原因による再発を防止するというスタンスで対応することが必須です。そのためには，ミスやトラブルの原因を突き止めて，ミスやトラブルがなぜ起きたのかを明らかにすることが大切です。その原因が発生しないよう対策を打ってしまえば，理屈のうえではそのミスやトラブルは発生しないことになります。

▎不具合を発生させない未然防止

　では，過去に起きたことのない，まだ見ぬミスやトラブルの発生を未然に防止するには，どうすればよいかを考えてみましょう。

未然防止	再発防止
問題が，1度も発生しないようにする	発生した問題が，2度と発生しないようにする
↓	↓
実施手順	**実施手順**
発生する可能性のある問題の想定 ↓ 問題を発生させない条件の設定	発生した問題の原因を特定 ↓ 原因に対する対策の設定

　わかりやすく違いを説明すると，「ミスやトラブルを起こした原因」でなく，「ミスやトラブルを起こす可能性のある原因」をすべて洗い出すことがポイントとなります。過去に起きたことの再発防止の場合は，調べる，突き止めるという行動が基本ですが，未然防止の場合は，原因になりそうなことを想像する，仮説を立てるという行動が基本になります。

▼まずは未然防止，そして再発防止

　再発防止と未然防止の双方に対して，どう対処すればよいかを考えてみましょう。
　職場の基本は，未然防止にあります。ミスやトラブルは，起きないことが理想なのですから。しかし，ミスやトラブルが起きてしまったら，その再発防止に着手することになります。しかし，未然防止は再発防止より難しいです。そのため，再発防止を何度も体験して，再発防止のスキルを身につけたら，今度は，別の仕事における未然防止に着手するのがお勧めです。

54 品質保証と品質管理

> 患者満足を約束する品質保証とその実現のための部門別品質管理がある。すべての部門で品質管理が行われるからこそ，患者に満足を保証できる品質保証が実現する。

▌似て非なる品質の管理と保証

　品質の管理や保証というと，メーカーの話だと思う人もいるでしょう。メーカーでは当たり前のように使われている考え方ですが，メーカー以外では，品質管理と品質保証という言葉をセットで使用しているケースは少ないようです。品質管理と品質保証を同じことと感じている人もいるようですね。
　では，品質管理と品質保証というのは何であるかという点，医療や介護の世界においても必要であるという点について考えてみましょう。

▌顧客への品質を保証する

　品質保証とは，病院や介護施設を利用する患者や利用者に対し，施設が提供するサービスの質を保証することです。けがをした患者が病院に来たとします。患者はけがを治してほしいと思っているので，病院側がその期待に応えて確実に治癒することが品質の保証です。病院側は，患者の期待通りに治すために，関係部門が連携して対処します。品質保証の対象は，顧客である患者です。患者や利用者の期待に応えられるように，院内の各部門が必要な行動をとるよう促すのが品質保証の役割です。

▌保証した品質を部門が作り込む

　患者を対象に治療を約束する品質保証に対し，各部門が課せられた役割を担うのが品質管理といえます。病院にやってきた患者を治癒するには，各部

155

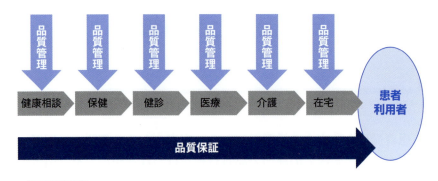

| 品質保証 | 品質を保証するために全体への統制を行える位置づけ（本社） |
| 品質管理 | 各部門の要求を満たせるように，各部門に位置づけ（各部門） |

門が課せられたことを確実に行うことが求められます。各部門がやるべきことに基準を設定し，その通りにすることが必要で，これが品質管理です。

　現実的な話に置き換えると，検査部門では，患者に指定された検査を決められた方法で行います。試薬の量を間違えてしまったら正しい検査値を得られません。ですから，検査部門は定められた方法に従って検査を行います。定められた通りに検査しているかどうかを確認するのが品質管理といえます。

▶品質保証と品質管理の主体

　患者や利用者の期待に応えられるように全体を統制する品質保証とは，本部や総務の中に設置されるべき部門です。お客様相談室などという名称にすることもあるかもしれません。

　一方，品質管理というのは，患者が接するすべての部門が，品質保証が約束したことを実現できるよう自部門の中を統制することです。品質管理の主体はあくまでも各部門です。各部門が主体的に，品質を保証するために，自分の部門がやるべきことを考えるようにする，それが理想的状態です。

55

フィードバックと
フィードフォワード

> 経験から学習して，失敗を抑制する。結果から学ぶフィードバックと事前に最適化を考えるフィードフォワードのバランスを取ることが大切である。

▌結果から学ぶ VS 結果を統制する

　人の仕事への取り組み方を仕事の失敗という観点で見てみましょう。もし失敗したら，そこから学ぶというパターンがあります。次に，失敗しないように最初から慎重に取り組むというパターンがあります。

　失敗から学ぶことは，失敗したらその経験を次の活動にフィードバックするということにつながります。一方，失敗しないよう最初から慎重に取り組むことをフィードフォワードといいます。どちらがいいということではなく，両方のスタンスを身につけることが大切です。

▌効果的なフィードバック

　普段の仕事というのは，同じことの繰り返しか，類似の仕事の繰り返しといえます。

　常に万全の態勢で対応するのですが，時にミスが生じることがあるかもしれません。そんなときに，次回からは同じようなミスをしないように気をつけようとすること，これが失敗に基づく次の行動へのフィードバックです。

▌新たな取り組みの着手ではフィードフォワード

　一方，成功のための条件を洗い出し，それを満たすよう仕事に着手するというやり方がフィードフォワードに基づく進め方といえます。事前によく考えれば，進行を阻害する要因を想定できることもあります。事前の想定で失

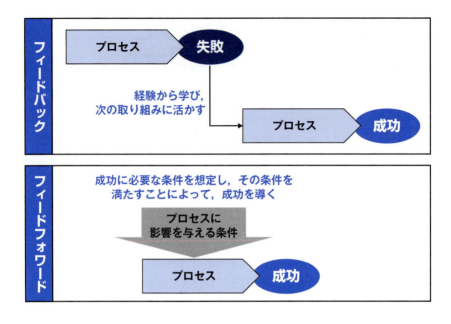

敗することなく進められるのであれば，その方がよいということになります。

　ただし，慎重に考えすぎるあまり，着手することが大幅に遅れる危険もあります。さらには，機を逸してしまい，着手することなく終わってしまうというケースもありますので，実施が前提の事前検討でありたいところです。

▸まずフィードフォワード，そしてフィードバック

　仕事に取り組むときには，着手する前に，事前検討を行うフィードフォワードをすることが大切であり，着手した後は，その結果を次の行動にフィードバックするということが理想的な進め方です。

　しかし，フィードフォワード志向の人は，慎重になり過ぎることがあり，フィードバック志向の人は，やってから考えるスタンスが強い傾向があるようです。自身の特徴を認識し，意識して仕事を進めると，バランスを取ることができるでしょう。

56

暗黙知と形式知

> 個人の工夫や経験を組織の力に転換する。暗黙知を形式知にすると形式知の中に暗黙知が生まれ，その暗黙知がまた形式知となる。

▌マニュアル類が形骸化する実情

　職場での業務のやり方を，文書に整理してマニュアルにするということを，皆さんも1度は経験したことがあるのではないでしょうか。ところが時間が経過すると，マニュアル通りにやっていないことに気づくことも経験したことがあると思います。あるときには最善と思ったやり方も，時間が経過すると，より良い方法があることに気づいてしまったのでしょう。こういう経験をすると，どうせすぐにやり方が変わってしまうので，マニュアル化する時間が無駄だと思い込んでしまいそうです。

　では，ある時に最善と思った方法が，時間の経過により，やり方に変化が生じてしまうのはなぜでしょうか。内面的な理由と外面的な理由があります。内面的には，より良い方法を思いついてしまうということです。外面的には，仕事を取り巻く条件が変化してしまい，かつてのやり方が好ましくなくなってしまうために，変化に対応してやり方を変えてしまうということです。

　では，最善の方法が時間の経過の中で変わってしまうので，マニュアルというのは，不要といえるのでしょうか。そのあたりを考えてみましょう。

▌暗黙知を形式知にするマニュアル

　仕事をしているとき，無意識の中で，より良い方法を模索していませんか。資材を持ってきてほしいという指示に従い，1つずつ持って行っていた

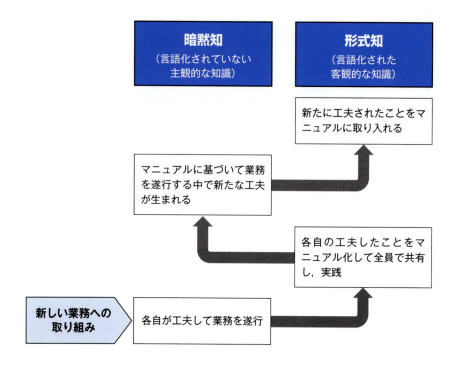

とします。毎日1つずつ持って行っていくと煩わしいので，1週間分の5つを1回だけ持っていくようにするというのがわかりやすい例です。こんな単純な例においても生産性は5倍になるのです。このように，多くの人は日々の仕事の中で，無意識の改善を行っているものです。

　また，職場で異動が生じて，新たな担当者に仕事を引き継ぐことになるとします。1度に1週間分の5つを持っていくということを伝え忘れてしまうと，新担当者は，毎日1つずつ持っていくというやり方に戻ってしまう可能性があります。

　そこで，仕事を通じて培った工夫をマニュアル化するということが意義を持つのです。マニュアルを作成すれば，マニュアルを作成した時点の最善のやり方を，組織の仕事の進め方の基本にすることができます。こうしてほかの人にもわかるようにすることを形式知にするといいます。

▌マニュアルに基づく業務行動で，新たに生まれる暗黙知

　ある時点の最善な方法をマニュアルにして，それに基づいて仕事を進めていても，より良いやり方が思い浮かぶということもあります。仕事の目的を達成しつつ，より短時間で処理できる方法が見つかれば，マニュアルとは違うやり方でやり始めてしまうということも起こり得ます。

　より良い方法が見つかるということは良いことなので，称賛すべきことです。しかし，より良い方法が見つかった時点でマニュアルを改訂してほしいといっても，なかなか思うように改訂は進みません。すると，マニュアルには書いていない方法で仕事をする人が増えてくるということになります。つまり，マニュアルには書いていない，より良いノウハウが個々人の中に生まれたということです。この個々人の中に宿るノウハウを暗黙知といいます。

▌形式知化と暗黙知化の螺旋的発展

　より良い方法をマニュアル化するという形式知にするものの，形式知にした後により良い方法が暗黙知として生まれてくるというのが，仕事の実態といえそうです。そこで，仕事をマニュアル化するという方法で形式知として，時間が経過する中で，暗黙知が蓄積される頃にマニュアルを改訂するという方法でさらに良い方法を形式知にするという循環を続けていくことが必要といえます。

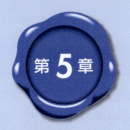

業績を管理する方法

測定なくして管理なし。管理なくして効果なし。本章では，事業や業務を定量的に捉えるための考え方や視点を解説します。

57 原価管理（原価低減と原価統制）

> レベルを引き下げる原価低減とバラツキを抑制する原価統制がある。より低い原価に引き下げること，決めた原価になっているか確認することを同時に実施し，原価管理を行おう。

▸ コストダウンとは何か，なぜ必要なのか

　組織の中では，経費削減やコストダウンをするよう指示されることがあると思います。コストを削減しろといわれたものの，いったい何をすればよいのかわかっていない人もいるでしょう。極端な例ですが，コストを削減しようといったときに，人が足りないので増員してほしいという発言を聞いたことがあります。施設が外部に支払うお金を少なくすることが，コストダウンなので，それではコストアップになってしまいます。

　なぜコストダウンが必要なのかという点を，家計に置き換えて考えてみましょう。家計においては，毎月給料が振り込まれます。一方，家賃や食費などの支払いが発生します。できれば，給料の範囲内に支払いを抑えたいと思うでしょう。支払いを抑制できれば貯金ができるからです。組織においても似ている一面があり，収益より費用を低く抑えることが求められるのです。

　原価（コスト）を削減する方法には，2つの方法があります。電力費を例に，違いを理解しましょう。毎月の電力費を引き下げようとしたとき，まず，安く販売してくれる電力会社に切り替えるということが考えられます。そうすれば，毎月100万を支払っていた電力費が90万円で済むということになります。これを原価低減といいます。安い電力会社に切り替えて毎月の電力費を調べてみたところ，92万円の月もあれば，89万円の月もあります。毎月の電力費にバラツキが生じているのです。そこで，バラツキのある毎月の電力費を低い金額に抑制するという活動をしたくなります。これを原

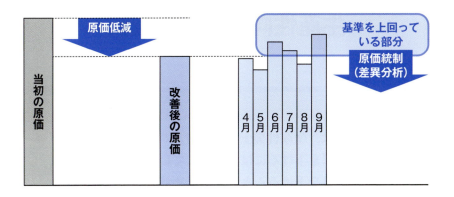

価統制といいます。

　このように原価の引き下げには原価低減と原価統制の2つがあり，まずは費用削減の効果が大きい原価低減をし，その後に原価統制という手順で進めていくのが基本です。

▼方法の変革に基づく原価低減

　原価低減とは，現在の方法を変えることにより，原価を引き下げることです。前述の電力費のケースでは，電力を購入する会社を変えるという行動によって，月次の電力費を引き下げる効果を得ることができました。今のやり方を大きく変えるほど，大きく費用は下がりますが，大きく変えることにより想定しにくい悪影響が生じたり，方法を変えることに対する組織内部の反対が生じることもあります。ですから，慎重に検討して，周囲の同意も得ながら進めていくことが大切です。

▼バラツキを抑制する原価統制

　原価を低減した後で，毎月の費用を確認してみると，費用の高い月や低い月が交互に現れてくるものです。そこで，費用が高い月は，なぜ費用が高いのか確認することが大切です。そんなときには，無駄やミスを見つけ出して，抑制することによって，費用を低い水準に維持できるようにするのです。これが原価の統制です。

58 生産性向上と価格低減

> コストダウンは，生産性向上と価格低減の2面から考える。つまり，原価を引き下げるには，使用している量を減らすこと，買っている価格を下げることを同時に実施する。

▶原価低減の対象は，人とモノ

　原価低減は，費用を削減することです。削減する費用には，人件費，材料費，経費の3種類があります。人件費は，職員の給料や残業代や賞与などの合計です。材料費は，薬剤費や診療材料費，試薬費などです。経費には，文房具などの消耗品費や電力費，水道光熱費，委託費などのさまざまな項目が含まれます。

　これらの費用は，人のコストである人件費とモノのコストといえる材料費と経費に大別できます。費用の中の科目ごとの原価低減方法を覚えようとすると，科目の数がとても多いので大変ですが，人のコストとモノのコストの低減方法を2種類理解すれば，すべての費用を削減できるようになるのです。

▶原価低減＝生産性向上×価格低減

　人のコストとモノのコストの双方とも，原価を低減するときには，生産性の向上余地と価格の引き下げ余地という2つの側面から考えるのが効果的です。

　これはどういうことかというと，人のコストもモノのコストも量と価格で金額が決まっているということに着眼しているのです。人であれば，人数と給与をかけると人件費になりますし，モノであれば，購入した量とその価格をかけると支払額になります。つまり，費用を積算型に分解できるのです。積算型に分解すると，使用している量を減らすという着眼と価格を引き下げ

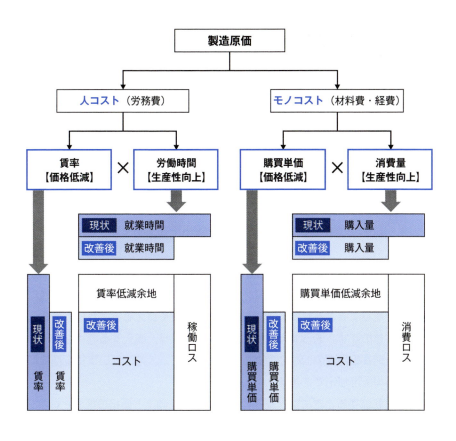

るという着眼を同時に適用することができます。この点をさらに掘り下げていきましょう。

▼人のコストの低減方法

今,時給1,000円で8時間働いている非常勤の職員がいたとします。1日の人件費は,1,000円×8時間で8,000円です。このコストを低減するとき,生産性の向上余地と価格である賃率の低減余地を個別に考えるのです。

例えば,1,000円の時給を800円に引き下げられるとします。さらに,8時間で行っている仕事を6時間で処理できるようにしたとします。すると,800円×6時間で4,800円へと,40%も引き下げることができるということ

になります。時給を20％引き下げて，時間を25％短縮すると，合計の費用が40％も削減できることになるのです。費用を面積として考えると，大きな効果を導き出すことができることがわかります。

▎モノのコストの低減方法

　モノのコストの場合も，人のコストと同様に，量と価格の2つの側面から考えます。介護用のおむつを例に考えてみましょう。月間で使用している数量を調べて，無駄に使用している枚数を調べるのです。まだ使用できるにもかかわらず，取り替えてしまっているということもあるでしょう。必要最少限の量にしようと思ったとき，どのくらい使用量を少なくできるかを考えるのです。

　次に，1枚いくらで買っているかも調べてみるのです。まとめて買ったり，ノーブランドの安いものに変えたり，安い価格で販売してくれる業者に切り替えたりすることを考えてみると，今より安く買える方法が見つかることがあるものです。そうすると使用量が少なくなり，購入する価格も安くなるので，現在の月間のおむつの支払金額と比べて，大幅に低い支払金額に抑制できる可能性が出てきます。

　原価を低減するときには，量を抑制する生産性向上と価格の低減という2つの側面から考えることを常に意識しましょう。

59 部門別原価とサービス別原価

> 部門別原価と部門別原価に基づくサービス別原価で経営を見る。費用は，正しく費目別に集計し，それを部門別に集計し，最後にサービス別に集計する。

▼原価を集計する3つの方法

施設では，日々支払っている費用を材料費，人件費，経費という区分に集計しています。類似の費用を集計すると，月々の支払額に変化がないかを確認することができます。この費用の種類ごとに集計したものを要素別原価といいます。

病院では，診療科や病棟ごとに，もうかっているのかが話題になることがあります。要素別原価の集計では，診療科や病棟の収支の状態はわかりません。そこで，要素別に集計した原価を診療科や病棟ごとに配分し，診療科や病棟の収支の実態を調べることがあります。これが部門別原価です。

さらに，診療面で包括払いを導入している場合には，疾病に対して収益が決まってしまいます。診療面で費用をできる限り低く抑えることが，利益を出すために必要となるわけです。疾病ごとにもうかっているのかどうかを調べるためには，疾病別の費用を集計してみる必要があります。これをサービス別原価といいます。

▼部門の良しあしを評価するための部門別原価

病院や施設全体の収益と費用を見て，たとえ利益が出ていたとしても，部門別に調べてみると黒字部門と赤字部門が存在していることが多いようです。そこで，組織全体の収支を見るのと同時に，部門別の収支を見てみることが大切です。詳細な実務は経理部門が主管ですので，計算方法の説明はし

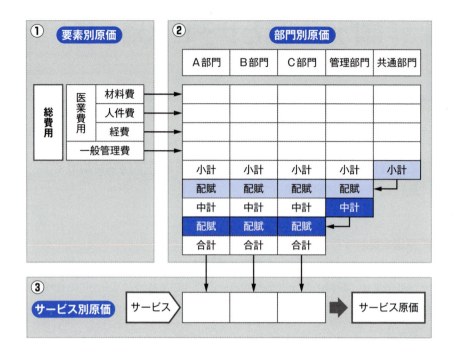

ませんが,計算のポイントと計算した結果の活用方法のポイントを説明しましょう。

　要素別原価を部門別原価に集計するときには,個々の費用がどの部門にいくらかかっていたかを配分して部門の原価を計算します。各部門が実際に使用した金額がわかる場合は,実際に使用した金額を各部門へ配分すればよいのですが,いくら使用したのかがわからないことも多いようです。そんな場合には,例えば,電力費であれば,各部門の面積で配分するなど,ルールを決めて配分します。ちなみにこのルールを配賦基準といいます。

　部門別の原価を計算し,収益との差から部門の収支を算定できたとします。その際注意したいのは,診療報酬の金額によって,同じように努力をしていても,もうかる診療科ともうからない診療科が存在するという点です。ですから,部門別の利益率を開示するのはやめた方がよいでしょう。部門ごとの費用を提示して,各部門の費用を少しだけでも引き下げてもらえるよ

う，費用削減のための行動を誘発するというのが好ましいやり方だと思います。

▶サービスごとのもうけを確認するサービス別原価

　疾病や介護のサービスごとに，いくらの費用がかかっているのかを調べたものがサービス原価です。丁寧なサービスをすることが，患者や利用者と向き合う職員の誇りです。しかし，利益あってこそ組織が存続できるわけで，サービスから得られる収益に対して，費用を抑えることが大切です。

　サービスごとの原価を集計するときには，それぞれのサービスを実行するにあたって各部門がどの程度関与しているかを調べ，関与の度合いに応じて，各部門の費用を配分します。このとき，各部門の関与の度合いを，そのサービスに費やした時間で配分するのが一般的です。

▶部門別原価とサービス別原価の定期的な集計

　部門別原価とサービス別原価の計算方法のポイントを説明しました。実際の計算は主管部門に任せるとしても，管理者としてはその使い方を理解しておくことが大切です。

　まずは部門やサービスの原価を知るということの大切さを理解しましょう。今どの程度の費用がかかっているのか，その費用の増減傾向がどんな状態であるか，こういう点を管理者として認識しておきたいものです。費用が上昇傾向になるのであれば，抑制の方策を考えることが求められます。

　部門やサービスの原価を毎日調べるのは大変ですから，年に1回など測定するタイミングを決めて，定期的に集計することが大切です。継続して集計すれば，増減傾向を確認できるからです。

60

購買管理の４レベル

> モノの買い方を変えると，モノの単価が下がる。購買価格は，多くの見積もりで売り値を調べ，次に原価を調べ，さらに安くできる仕様を考えると安くなる。

▶買い方による購入価格の水準

　原価低減の２つの方向は生産性向上と価格低減でした。今度はその価格低減について掘り下げてみましょう。価格低減とは，基本的にモノの費用を下げるときに購入価格を下げることです。

　「価格の引き下げをやっていますか？」と尋ねると，８割以上から「やっています」との回答が返ってきます。「ではどんな方法で価格を下げているのですか？」と聞くと，単に取引先に対して「来年度から３％下げてください」といった形で依頼をしているケースが多いようです。

　しかし，さらに価格を下げたい場合には，買い方を変えることによって，価格を引き下げていくことをお勧めします。

▶手配購買から比較購買へ

　モノの価格が高くなってしまう一番の理由は，調べることなく，簡単に買えるところから買うという方法です。この買い方を手配購買方式といいます。例えば，「単３の電池を，あそこのコンビニで買ってきて！」といわれて，いわれるがままに買ってしまうというケースです。

　いわれるがままに買う方法から１歩レベルの高い方法が，比較購買です。比較購買の次元では，買うべきものの価格を複数の業者から調べて，最も安い価格のところから買うという方法を取ります。ただ単に，複数の見積もりを集めるのではなく，安い価格で販売していそうな業者を探すことが大切で

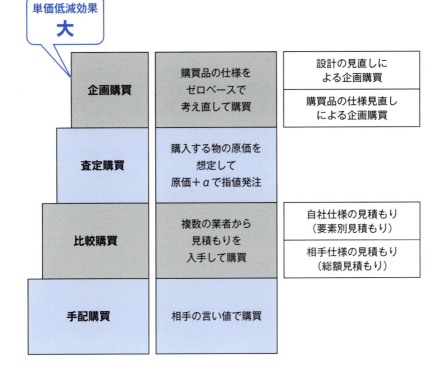

す。また，3〜5社程度の見積もりを集めてみることも大切です。

▶**売価の調査から原価を調査する査定購買へ**

　比較購買は，あくまでも複数の業者の販売価格を調べる方法です。さらに1歩レベルの高い方法が，査定購買です。査定購買の次元では，業者の販売価格を調べるのではなく，業者における原価を調べるのです。業者がいくらで販売するかではなく，いくらで作っているか，つまり相手の原価を調べるのです。そして，相手の原価に所定の利益率を乗せた価格を，指値として提示し，指値で売ってもらうという購買方法です。ただやみくもに「安くしてください」というのではなく，相手の原価に利益を乗せた価格を提示して，その価格であれば買いますと伝えるのです。すると相手は，その価格で売る

か，売るのをやめるのかという選択をすることになります。このときに，原価を下回る価格を提示してしまうと，相手は応じてくれません。いかに正確な原価を見積もれるかがポイントになります。

▎安く買えるように，仕様を変える企画購買

相手の原価を踏まえて指値をする査定購買に対し，最上位の方法が企画購買という買い方です。企画購買では，安く買うために，モノの仕様を変えてしまうという発想です。例えば，上質紙を再生紙に替える，箱からビニール袋入りに替えるという形で，機能を維持しながら，仕様を変えてしまうのです。この発想に立てば，購買価格が半額以下になるということも珍しくありません。

取引先に依頼して，"業者泣かせ"の価格低減ではなく，買い方を変えて理屈で価格を下げるという活動にチャレンジしてみましょう。

61

実績管理と原単価管理

> 費用の実績の管理のやり方を変えれば，費用は下がる。費用を下げるには，実績を見ることが必須であり，見るべき実績とは，標準原価と実際原価の差額である。

▶実績が行動を誘発する

　「測定なくして管理なし」。マネジメントの世界での古い格言です。測定していないものを管理することはできないという意味です。費用を削減しようと思っているにもかかわらず，費用をいくら支払っているかをわかっていなければ，費用が上がったのか下がったのかすらわかりません。費用の実績を把握していれば，費用が上がったときには下げるための行動をしっかり取ることができるでしょう。

▶実態をつかめない費用の総額測定

　費用を削減する活動を進めていくときには，削減対象の費用の実績を集計することが大切です。しかし，費目ごとの実績を集計していたのでは，費用削減の効果が出ているのかどうかがわかりません。

　例えば，薬袋代を下げる活動を始めたとします。薬袋代は包装資材費に計上されますが，包装資材費の金額を毎月集計していても，薬袋代が下がったのかどうかがわかりません。なぜならば，包装資材費の中には，書類を発送するための梱包資材の金額も含まれているかもしれません。もし包装資材費が減少したとしても，実は梱包資材費が減少して，薬袋代は増加しているかもしれないからです。

　ですから，費用削減活動を進める際は，大きな費目の実績ではなく削減するアイテムの支払実績を集計することが大切です。

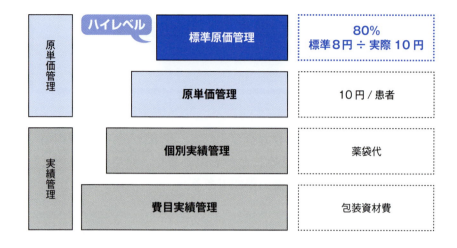

▶費用削減効果を評価する原単価管理

　費目全体の合計金額を集計するより，薬袋代というアイテムの支払実績額を集計した方がよいと述べましたが，アイテムの支払実績額では，わからないことがあります。月間の患者数と薬袋代は，ほぼ比例関係にあるとします。すると，患者の多い月には，薬袋代の支払額が多くなってしまいます。逆に患者数が少ない月には，薬袋代の支払実績額が少なくなってしまいます。薬袋代自体が変動したのか，患者数が増減したのかがわからないので，費用が下がったかどうかを判断することができないのです。

　そこで，患者1人当たりの薬袋代を計算していれば，患者数の増減に影響されずに，薬袋代が下がったかどうかを判断できることになります。1人当たり費用，1個当たり費用，1枚当たり費用という単位当たりの費用を原単価といいます。

▶費用実績の理想的水準である標準原価管理

　患者当たりの薬袋代という原単価を測定していれば，費用の増減を判断することはできるのですが，現時点の状態が理想的な状態であるのか，まだ費用削減の余地があるのかを判断できません。では，理想的な費用実績を測定

する方法を考えてみましょう。

　理想的な費用の測定方法は，標準原価による測定です。薬袋代の理想が8円だったとします。そのときの原単価が10円だったとしましょう。このとき，8円÷10円＝80％として，標準原価の達成率を80％と計算するのです。理想的な水準まで，20％の引き下げ余地があるということがわかるのです。

　すべての費用について，標準原価管理を適用するのは大変かもしれませんので，重要な費目については，標準原価管理の方法で費用の実績を測定してみることも大切です。

> **コラム　「医は仁術なり」といえども**
>
> 　医療・介護事業に限らず，経営にあたってお金の計算は避けて通ることはできません。お金もうけをするために仕事をしているわけではない，というのはもちろんなのですが，赤字では，新しい施設を建てることも，必要な機械を買うことも，新人を採用することもできません。結果として，地域に貢献する医療・介護サービスを提供し続けることが難しくなってしまうのです。きちんと黒字にすることが，組織の存続・発展には不可欠です。
>
> 　そのためには，まず現在の収支を正しく認識しておかなければなりません。次に，利益の構造を把握し，収支改善の切り口を明確にすることが必要です。これは，将来の意思決定のための基礎となるデータともいえます。
>
> 　数字の話となると，とたんに苦手意識を持ってしまう人もいますが，本章の内容を実際の現場に当てはめて考えていくうちに，少しずつ自分の血肉になっていくことでしょう。

62 加算型展開と積算型展開

> 売上も費用も，収益を加算と積算で分解すると，改善の糸口が見える。分けるときには，加算で分けてから積算で分けるとよい。

▌「分ける」と「わかる」

　収益を上げる，あるいは，費用を下げるという検討をする場面で，何を見れば改善の糸口がわかるかという点を考えてみましょう。収益拡大や費用削減に取り組むにあたって，費目の合計金額を見ていても，改善の着眼はつかめません。しかし，収益や費用の数字を上手に分解すれば，簡単に改善の糸口を見つけられるのです。

　売上や費用を分解するときに，単純に分解するのではなく，まず加算に分解して，加算に分解した数字を積算で分解するのです。この手順に従って分解すると，どこが悪いかが見えてきます。では，その具体的な方法を説明しましょう。

▌まず加算型展開で分けてみよう

　売上拡大や費用削減を検討する場合には，まず加算に分解します。加算の分解とは，足し算の関係にある要素に分解するということです。収益であれば，外来と入院に分解するということです。費用であれば，費用全体を人件費，材料費，経費に分解することになります。内容の異なる要素を合算した数字を見ていても，どの部分に問題があるのかがわかりません。要素ごとに分解することで問題が見えるようになります。これを加算型展開と呼びます。

　加算型展開をするにあたっては，2段階，3段階に展開していく必要のある場合があります。収益を外来と入院に展開して，外来を診療科別に分解

```
                    ┌─────────────┐
                    │    収益      │
                    └──────┬──────┘
                    ┌──────▼──────┐
                    │  加算型展開   │
                    └──────┬──────┘
         ┌─────────────────┼─────────────────┐
         ▼                 ▼                 ▼
   ┌──────────┐  ＋  ┌──────────┐  ＋  ┌──────────┐
   │ A領域の収益│     │ B領域の収益│     │ C領域の収益│
   └─────┬────┘     └──────────┘     └──────────┘
   ┌─────▼──────┐
   │  積算型展開  │
   └─────┬──────┘
      ┌──┴──┐
      ▼     ▼
   ┌───┐ ┌───┐
   │要素│×│要素│
   │ X │ │ Y │
   └───┘ └───┘
```

し，さらに曜日別に展開するなどです。加算型展開をしただけで，問題を見つけられる場合もありますが，より多くの問題を見つけたい場合には，積算型展開も行うことが有効です。

▼次に積算型展開で分ける

　積算型展開というのは，対象となる数字をかけ算の関係にある要素に分解する方法です。外来収益であれば，患者数と外来単価に分けるのが積算型展開となります。費用削減においては，労務費を職種別に展開して，その人数と1人当たりの支給額へと展開するのです。材料費であれば，薬剤と診療材料へと展開して，さらに診療科別の薬剤の費用へ，さらにアイテム別の金額へと展開して，その金額を使用量と購入単価に展開するのです。

▼分けたら比較すると問題が見えてくる

　収益や費用を加算型展開に分けて，さらに積算型展開に分ければ，どの部

分が悪いのか，どの部分に対処すれば収益が上がるか，費用を下げられるかを特定できる場合があります。しかし，展開しただけでは，改善の着眼を特定できない場合もあります。そんなときには，積算型展開した要素別の数字について，ほかの数字と比較するのです。比較するべき数字として，過去の実績，他部署の実績，他施設の実績などが有効です。ほかの数字と比較すると，自施設の数字が低いところが見つかるものです。例えば，費用の検討で薬剤を調べたときに，購入単価が他院より高く，しかも以前より少し高くなっているということを見つけられることもあります。

　収益の拡大や費用の削減を検討するときには加算型展開を行い，そのうえで積算型展開を行い，展開した要素をほかの数字と比較するということを心がけましょう。

63

面積型展開と階段型展開

面積型展開と階段型展開という積算分解のノウハウがある。収益や費用を積算で分けるとき，まずは面積型で2つの要素に分け，さらに階段型で3つ以上の要素に分ける。

▌積算型展開には2つのパターンがある

　前項で，収益や費用の問題を見つけるときには加算型に展開し，さらに積算型に展開するということを説明しました。ここでは，効果的な積算型の展開方法について説明します。

　積算型の展開というのは，ある対象を複数の要素に分けて，各要素をかけると，ある対象の数字になるようにすることです。例えば，ティッシュを500円分買ってきたとします。このとき，買った数と価格が要素となります。100円のティッシュを5個買ったとすると，積算の展開では，100円という価格と5個という数量の要素に展開したということになります。

　積算に展開するときに，要素の数が2つの場合もあれば，要素が3つ以上ある場合もあります。要素が2つの場合を面積型展開と呼びます。要素が3つ以上の場合は階段型展開と呼んでいます。では，なぜ要素の数が異なると，展開のやり方が変わるのかを確認していきましょう。

▌収益や費用を，四角形の面積として考える

　収益や費用を積算型で展開する場合，最初に価格と数量の2つの要素に分けて考えるのが一般的です。価格と数量の2つの要素に分けて考えるときには，全体を四角形の面積として考えることをお勧めします。

　前述のティッシュの例で考えてみましょう。まず，100円のティッシュを5個買って500円支払っています。今後は80円で買えるティッシュを探し

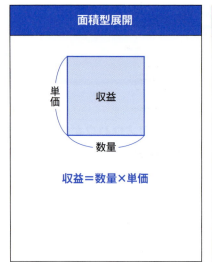
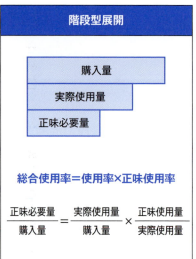

て，5個でなく3個で我慢するようにするとします。ティッシュを常に2枚使う人がいたとして，1枚しか使わないようにしてもらえば，5個を3個にできそうです。そのとき，80円のティッシュを3個買うので，総額が240円になります。最初の500円と比べると，半分以下の金額になります。こうして，面積として考えることによって，思考過程を目で見えるようにするのです。

▌収益や費用を，階段状に分解して考える

　収益や費用を積算型で展開するときに，分解する要素が3つ以上ある場合もあります。またティッシュを例に考えてみましょう。ティッシュを5個買いましたが，1個は誰かが持ち帰ってしまったとします。すると，実際に使ったのは4個です。4個の中で，必要以上に使った分が1個分あったとします。すると，正味で必要なのは3個になります。

　このとき，買った箱の5個，実際に使った4個，正味で必要な量の3個という3つの要素が出てきてしまいました。要素が3つあると，面積型では考えられません。こんなときには，以下のような数式に分解してみるのです。

(実際使用量：4個) ÷ (購入量：5個) ＝ (使用率：80％)
(正味必要量：3個) ÷ (実際使用量：4個) ＝ (正味使用率：75％)

　こうして3つの要素を使用率とロス率という指標に置き換えるのです。すると現在の状態は，(使用率：80％)×(正味使用率：75％)により，(総合的使用率：60％)と表現できるのです。このとき，使用率を高め，正味使用率を高めれば，5個のティッシュが3個で足りるようになるのです。このようにして，安く買うための着眼を得るのです。

　このように，要素を指標に置き換え，指標の積算として表現できれば，要素がいくつあっても積算型で展開することができるのです。

▌面積型展開と階段型展開の後，理想を考える

　収益の拡大や費用の削減を考えるときには，総額を眺めるのではなく加算に展開し，さらに積算に展開して，問題点を見つけ出すことの考え方を説明してきました。ここまでのプロセスは，検討する対象を分けていくための方法です。分けただけで，問題点を見つけられることもありますが，分けただけでは問題点を特定できない場合もあります。そんなときには，分けた要素ごとに，理想的な状態を考えてみましょう。先ほどのティッシュの例では，誰かが持ち去ることによって悪化する使用率については，誰も持ち去れない状況であることが理想だとわかります。そこで，理想的状態である100％を前提に，現場を運営できれば，現場をより良い状態にできるということになります。

64

レベル，バラツキ，トレンド

> 収益や費用の実績から改善の着眼が見つかる3つの視点がある。さまざまな数値の実績を見るときに，レベル，バラツキ，トレンドを見れば，何が悪いかがピタリとわかる。

▶データ分析のノウハウを身につけると，必ず問題を見つけられる！

　職場では，日常さまざまな会議が行われていると思います。また会議では，さまざまな実績を表にまとめた資料が配布されることもあると思います。つまり，組織の中では数表を見る機会が多いということです。

　数表を見るときに，数字の見方を知っていれば，簡単に問題を見つけることができるのです。そのコツというのは，数表を見たときに，数字のレベルとバラツキ，トレンドという3点に着目するのです。その3つの視点から数表を見ると，簡単に問題点を見つけられるのです。それではそのコツを説明しましょう。

▶レベル：現在の実績の水準を知る

　数字を見るときの視点であるレベルとバラツキ，トレンドの3つについて，体重を例に考えてみましょう。身長が170cm，体重70kgの人がいたとします。まずは，身長170cmの場合，どのくらいの体重が妥当であるのかを確認するでしょう。170cmの人の標準体重が65kgだとすると，その人は標準的体重と比べて5kg重いということがわかります。

　これが，レベルによる分析の着眼です。目の前の数字について，世間の標準的な水準を調べて，その水準と比較をすることによって数値の良しあしを確認するのです。

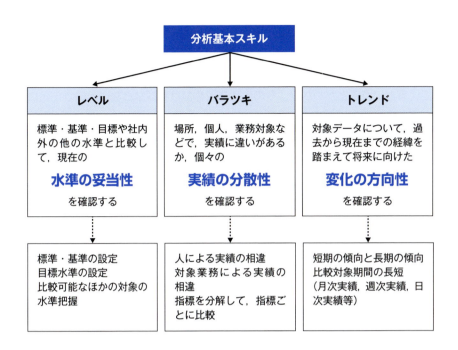

▶バラツキ：さまざまな視点でバラツキの実態を見つける

次に，体重のバラツキについて考えてみましょう。体重を測定する日によって，体重は異なると思います。また，同じ日でも，食事や運動の前後では，体重は異なると思います。つまり，体重は，一定の期間の中で値にバラツキがあるということです。

先ほどの例をもとに，バラツキを考えてみましょう。毎日体重を測定していたら，68kgの日もあれば，73kgの日もありました。しかも，ある1日の中で数時間ごとに測定したら，68〜71kgの違いがありました。すると，平均的には70kgですが，68〜73kgのバラツキがありました。こうやって，問題点を特定するのがバラツキの着眼です。対象となる数字のバラツキの実態を確認して，少ない時と平均的な数値との比較をすることによって，問題点を特定するのです。

トレンド：過去から現在，現在から将来への傾向を見る

体重を毎月測定していたとします。若いころには66kgであったのに，最近は70kgになっていたとします。すると，年を追うごとに，体重が増加しているということがわかり，今の生活を改めなければならないということに気づくでしょう。

このように，過去のデータを調べて，現在の状態がどのような傾向の中にあるのかを探るのが，トレンドによる分析の着眼です。

数表をみたときに，レベル，バラツキ，トレンドの3つに着眼して，分析することを心がけると，多くの問題点に気づくことが多いものです。しかし，そのためには，さらに詳しいデータを調べなければならないこともあるでしょう。レベル，バラツキ，トレンドでの分析のためには，新たにデータを収集する必要が生じる場合もあります。

65

先手投資と後手投資

> 困ってから投資する後手投資から，困る前に投資する先手投資へ。先手で投資することで，成長を加速させる。

▌困ってからの対応 VS 困らないようにする対応

　組織を運営していると，先手で対応するケースと，後手に回ってしまうケースがあります。必要に迫られる前に，前もって準備をするという先手対応と困ってから対応する後手対応の違いです。

　2つの対応の意味するところを，身長が伸び盛りの中学生を例に考えてみましょう。入学する際，体にぴったりの学生服を買ったとします。1年も経たないうちに身長が伸びてしまい，学生服が着られなくなってしまいました。2年目に学生服を新調することになり，もしかすると3年目にも新調する必要があるかもしれません。この場合，都合3着もの学生服を買うことになります。

　一方，身長が伸びることを視野に入れ，大きめの学生服を買っていたとします。すると，2年生の半ばまでは着られるかもしれません。ということは，もう1着買えば3年間を過ごせるかもしれません。この場合，3年間で2着となります。このように，先を見て買うものを決めるというのが先手対応です。

▌困ってから対応する後手投資と困る前に対応する先手投資

　病院と駐車場の関係で，先手対応と後手対応を考えてみましょう。病院開設後の評判もよく，患者が増え続けている病院があったとします。しかし，最近では駐車場1が満員で，道路に空き待ちの車が待機するようになりました。道路の混雑に不満を持つ周辺住民が，駐車場を拡張するよう苦情をいってきました。そこで，病院は駐車場2，3を増設し，混雑は解消。これが後

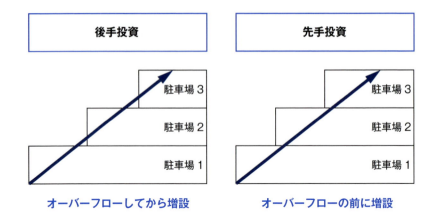

手対応です。こんな状況の中でも，患者は増え続けていたとしても，あまりの混雑のために，ほかの病院に行ってしまう患者もいるかもしれません。つまり，後手対応は，収益の機会ロスを招いてしまう危険があるのです。

　このように，困ってから必要に迫られて投資をすることを，後手投資といいます。

　一方，駐車場1が混雑する前に，駐車場2，3を増設していたらどうなるでしょう。患者が増えても，車をスムーズに駐車場に入れ，容易に止めることができます。便利なので，患者は拍車をかけて集まってくるかもしれません。このように，必要に迫られる前に，投資を行うことを先手投資といいます。

　しかし，患者が増えると思って駐車場を増設したにもかかわらず，患者数が思うように増えないこともあり得ます。そのため，駐車場を増設するという投資をするかどうかは，現状と今後の見通しを踏まえて慎重に考えることが大切です。

▶設備投資の対象ごとに先手投資と後手投資を決める

　先手投資と後手投資のどちらがよいかは実に悩ましい問題です。先手投資をしなければ成長を抑制する危険性がある場合には，先手投資を選択するのが好ましいでしょう。しかし，先手投資をすると過剰になる危険性がある場合には，後手投資によって様子を見ることを考慮したいものです。

66

投資対効果と費用対効果

> 回収期間を問う投資対効果と利益率改善を見る費用対効果がある。投資したら，何年で回収できるかを考え，次に収支上でどれだけ有効かを考えよう。

▶改善の効果の金額的な評価

　施設で改善をして効果が出てきたとします。しかし改善の効果が出ているにもかかわらず，ほめられない事態が生じる場合があります。それは，改善を実行するにあたりお金がかかり過ぎてしまい，かかったお金ほどの効果になっていないというケースです。

　改善を実施するにあたって，お金がかかる場面は2通りあります。1つは，改善する前の準備段階で，必要なものを手配する場合です。もう1つは，改善を実施した後に継続してお金がかかる場合です。前者で要する金額は投資であり，後者の金額は費用となります。では，投資と費用の効果の見方を考えてみましょう。

▶投資をしたときは，投資対効果で回収年数を確認

　改善する際，パソコンや検査機，机などを買って，10万円のお金がかかったとします。一方，改善によって年間で5万円ほど得をすることになったとします。こんなときには，投資をした10万円に対して，年間に5万円ずつ回収できるので，10万÷5万＝2年で回収できることがわかります。

　改善に際して，事前にものを購入するときには，購入した金額を年間の改善金額で割って，回収年数を調べましょう。この試算を投資対効果の試算といいます。この金額が2年以内であれば，投資を了承してくれる可能性が高いのですが，10年を超えるような場合には了承してもらえないことが多い

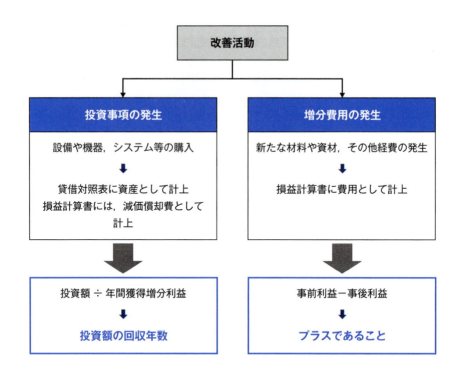

と思います。この点を事前に調べたうえで，物品の購入のための稟議にかけるようにしましょう。

▶収支改善の効果は，費用対効果を確認

　改善を実施した後に，改善前と比べて効果がどのくらい出るかを確認することも大切です。効果の見方を検査機の導入という例で考えてみましょう。

　古い検査機を使用していると，1日に100人の検査ができ，1人当たり1,000円もうかるとします。新しい検査機に変えると，1日に200人の検査ができるとします。しかし試薬が高いので，1人当たり400円のもうけになってしまうとします。この場合，古い検査機では1日当たり，100人×1,000円＝10万円のもうけになります。新しい検査機では，200人×400円＝8万円のもうけとなり，もうけが少なくなります。受診者が増えても，1人当たりのもうけが小さくなり，1日当たりのもうけも小さくなってしま

います。こういう場合，検査機を買う必要はないということになります。

　改善を行う場合，受診者が2倍になるという数字だけでなく，もうけがどう変化するかを試算することが大切です。この計算が費用対効果の計算です。

▼計算精度にこだわる前に，概観を捉える大切さ

　投資対効果と費用対効果は両方とも大切ですから，常に試算することが大切です。

　事例でわかるように，費用対効果で効果があっても，投資対効果で投資金額を回収できないようであれば，その改善は却下されることになります。そんなときに，すぐに改善をあきらめるのではなく，投資対効果で回収できるようにするために，安い設備を探すことも必要です。費用対効果が思わしくない場合でも，あきらめるのではなく，もうけを大きくできるように，費用を引き下げるといった工夫をすればよいのです。

67

損益分岐点グラフ
（固定費と変動費）

> 収益が増えて費用を下げたときに，利益が何％増えるかを，損益分岐点図表によって試算する。

▼費用を下げて，収益が上がったとき，利益はどう変化する？

　費用を下げて収益を上げたとき，利益はどのくらい増えるのでしょうか？簡単な例で確認してみましょう。収益が10万円で，利益率が10％だったとします。このとき，利益は1万円となります。では，収益が15万円になったときに，利益はいくらになるのでしょうか？

　まずは，間違った計算方法を説明します。よく見る間違った計算は，15万円×10％で利益が1万5,000円になるというものです。これがなぜ間違いなのか，順を追って考えましょう。

▼固定費の影響で，収益が拡大すると，利益は大幅に拡大する

　収益が拡大したとき，固定費の影響で利益率は高くなります。つまり，当初の10％以上の利益率になるのです。これがどういうことかを考えてみましょう。

　費用の中には，収益の増減に影響を受けずに一定額が発生する固定費があります。家賃などが代表例です。一方で，収益の増減によって費用も増減する変動費があります。薬剤や医療材料などが代表例です。

　これを先ほどの例で考えてみましょう。10万円中，固定費が5万円，変動費が4万円だったとします。この場合，収益が15万円になったときに，固定費は5万円のままです。しかし変動費は，収益が10万円から15万円に1.5倍になるので，4万円の変動費も1.5倍で6万円になります。すると，収益が15万円のときに，固定費の5万円と変動費の6万円で，費用の合計が11万

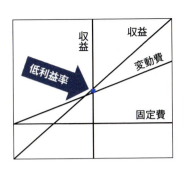
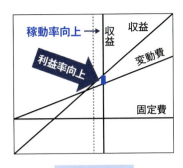
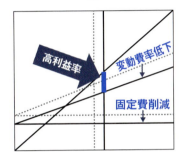

円となります。収益が15万円で利益が4万円なので，利益率は27%（4÷15）となり，当初の10%より大幅に向上します。利益自体も，収益が10万円のときに利益が1万円だったのですが，収益が15万円になると，利益が4万円になるので，4倍になることがわかります。

▶ **固定費と変動費を下げると，さらに利益率が向上する**

先ほどの例では，収益が変動する中で，固定費と変動費は変えていませんでした。収益が15万円になるときに，安い賃料の事務所に移動することによって，固定費を5万円から4万円に引き下げることができるとします。すると，収益が15万円のときに，固定費4万円と変動費6万円で，費用が10万円になります。利益は5万円となり，利益率は33%になります。

ここで大切なのは，固定費が存在するために，収益が増加したときには収

益の増分率以上に利益が増加するということです。そんな中で，費用の引き下げも同時に実施すると，より多くの利益を獲得できることになるのです。

正確な計算の前に，まずはグラフで試算する

利益に関わる改善をしたときには，ここで説明した計算をして，利益の変化を確認することが大切です。そのときに，計算よりグラフで考えることを推奨します。図にあるように固定費と変動費を描き，そのうえで収益の線を2本引くのです。収益の1本は，左下から右上に伸びる45°線です。もう1本は縦の直線です。収益が増えるときには，縦の直線を右側に移動するのです。同様に，費用を下げるときには，費用の線を下の方向に引き下げます。これを方眼紙などに書きながら，改善による利益の増減額の目安を立てるようにしましょう。詳しい計算は，経理に依頼すればよいでしょう。

68 市場シェアと顧客シェア

> 収益拡大の2つの方向は市場シェアと顧客シェアである。市場の中でどの程度の収益であるかを調べると同時に，顧客の総支出における自施設の割合を調べよう。

▼収益の実態を捉えるシェア

　収益の拡大を検討するときには，過去と比べてどのくらい拡大するのかとシェアの両面で考えることが大切です。例えば，前年度と比べて収益が2倍になっていたとします。その一面だけを見て良いと判断できるのでしょうか。実は地域では患者が3倍になっていて，競合の施設では収益が4倍になっているところがあるかもしれません。すると，競合施設と比べ，収益が2倍では伸び率がとても低いことがわかります。収益を考えるときには，市場の中での占有率であるシェアを確認することが大切です。

▼市場での存在感を示す市場シェア

　収益を考えるときには，常に市場規模を考えるようにしましょう。救急であれば，地域の年間救急搬送患者数の中で，自院の救急患者がどの程度の割合なのかを調べるのです。この値を救急シェアと表現します。そして，収益や患者を増やすだけでなく，シェアを上げるという観点で改善を考えることが大切です。

　病院であれば，地域住民の数を分母に考えます。介護施設であれば，地域の要介護認定者の人数を分母に考えることになります。

▼顧客の中での占有率を確認する顧客シェア

　市場の中でのシェアを確認したら，次は，顧客や家庭でのシェアを確認す

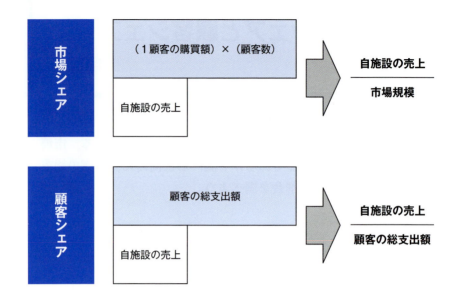

ることが大切です。夫婦2人の世帯で，夫は自施設に，妻は他施設に行っているとします。この場合，その家庭でのシェアは50％となります。妻にも自施設に来てもらうことができれば，その家庭でのシェアは100％になるという考え方です。

▶シェアによって，どこが弱いかを知る

　市場でのシェアを調べるときに，東西南北のエリアごとに調べるのが大切です。エリアによって，シェアが大きく異なっています。どの地域のどんな病院であっても，シェアの高いエリアと低いエリアでは，2倍以上の開きのあることが多いです。シェアの低いエリアを調べてみると，必ず強力な競合施設があります。そうすると，収益を上げるということは，結果としてシェアを上げることになるので，どの地域の患者に来てもらうかを考えなければならないのです。そのためには，シェアの低いエリアの強力な競合施設を調べて，競合に負けない施設にすることが必要になるのです。

69

リスクの発生率と影響度

> 組織への将来のリスクを想定して悪影響を及ぼすリスクを洗い出し,その発生率と業績への影響度によってリスクに対処することが,事業の安全性を確保することにつながる。

▶組織に悪影響を及ぼすリスク

　起きなければよいこと,起こってしまうと組織に悪影響が生じることがリスクです。組織の中にどのようなリスクがあるのかを推定して,予想されるリスクへ対応することが大切です。病院であれば,医師の退職や院内感染の発生,虐待問題の発生などさまざまなリスクが挙げられます。こうしたリスクが実際に発生してしまうと,患者離れや収益低下,費用の増加などが発生してしまい,病院の収支が悪化します。

　施設で発生する危険のあるリスクを洗い出して対処することをリスクマネジメントといいます。

▶リスクをリストアップする

　リスクマネジメントを進めるには,組織の中にどのようなリスクが存在するのか,リストアップすることが必要です。病院で発生する可能性のあるリスクには,次のような項目があります。

- ・経営全体のリスク:院長の後継者不在,近隣への競合病院の進出,グループ内施設の関係悪化
- ・患者に関わるリスク:院内感染や投薬ミス,接遇レベルの低下,患者虐待,紹介患者の減少,Web上での悪評の拡散
- ・設備に関するリスク:検査機や診断装置の故障・停電,駐車場不足
- ・人材面のリスク:有資格者の退職やセクハラ,パワハラ,超過残業時間

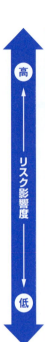

注意 【リスク転嫁】 回避や除去が困難であり，発生の可能性があるリスクについては，その損害を他者に振り替える（保険）。	危険 【リスク回避】 予想されるリスクを遮断することを狙い，リスクに関連する活動を中止する。
安全 【リスク保有】 リスクが発生した場合，その損害を受けてしまうことを前提とする。準備をしない受動的保有と対極の積極的保有がある。	グレー 【リスク転嫁】 防止：リスクの発生頻度を低下させる，あるいはリスクの発生時に，その損害を最小限にするための手段をとる。 分散：リスクが発生した場合，その損失を受けるのが全体の一部になるように，資源を分散する。

　こうした代表的なリスクを参考に，自施設で発生する可能性のあるリスクを洗い出すことが大切です。

▶リスクの見方

　リスクをリストアップしたら，リスクを分析してみることが大切です。その際，3つの視点で考えて，対応方法を考えましょう。

①リスクが発生したときの組織への影響度：リスクが発生したときに，収益や費用に対して，どの程度の影響があるかを試算

②リスクの発生率：それぞれのリスクが発生する確率を推定

③リスクの発生率の変化：時間の経過とともに，発生率が大きくなるのか小さくなるのかを予測

▍リスクの発生率と影響度から，対応優先度を決める

　リスクを見る視点はいろいろありますが，代表的な視点は発生率と影響度です。図にあるように，リスクの発生率を横軸にして，リスクの影響度を縦軸にしたマトリクスの中に，組織で発生する可能性のあるリスクをプロットします。

　例えば，リスクの発生率が高く，影響度も高いリスクについては，リスクが発生してもその影響が小さくなるようにすることが求められます。逆に，発生率が低く，影響度も小さいリスクについては，そのリスクが発生しても，影響に耐えられるようにすることが基本となります。これらのように，どの部分にプロットされるかにより，そのリスクへの対応方法を決めるのです。

　ただし時間が経過すると，新たなリスクが生まれてくることもありますし，逆に消滅するリスクもあります。また，それらのリスクによる影響度も変化する可能性があります。そのため，数年に1度はリスクのリストアップをやり直し，リスク対応のプランを見直すことが大切です。

70

予防コストと失敗コスト

> 不具合やミス，クレームは，予防するためのコストと発生した場合に生じるコストの両面を考え，ウェルバランスを追求しよう。

▶ミスや失敗とコストの関係を理解する

　仕事でミスや失敗をすることがあります。ミスや失敗により余計なコストがかかってしまいます。例えば，書類を書き間違えてしまったとき，書いた時間にかかる人件費や間違えた書類の費用などのコストが余計にかかるということです。

　つまり，ミスや失敗が起きると相応のコストが余計にかかるので，ミスや失敗を減少させることにより，余計な費用を削減できることにつながります。そのため，ミスや失敗が起きたときには，どの程度の費用が余計に発生するかを試算しておくことが大切です。

▶ミスを抑制するための予防コスト

　ミスが起きると，余計な費用がかかるので，ミスが発生しないようにすることが大切です。例えば，ミスを起こさないようにするための教育やマニュアルなどを準備することも有効でしょう。しかし，ミスが起きないようにするためには費用がかかることになります。このコストを予防コストといいます。

　ミスの多い職場では，第三者によるダブルチェックをするというケースもありますが，仕事に関わる人員が2倍になることになります。費用という側面から見た場合，ダブルチェックをする方がミスをするより余計なコストがかかることになることもあります。

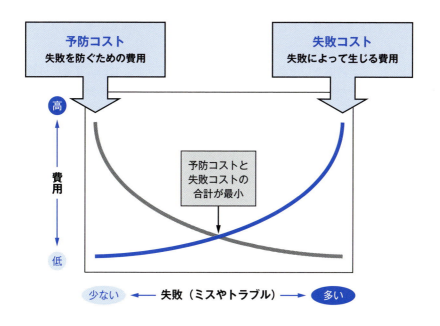

▌発生したミスによる失敗コスト

　ミスを抑制するための予防コストに対し，発生したミスによって余計にかかるコストがあります。このコストを失敗コストと呼びます。失敗コストについては，前述した通り，ミスをしたときに発生した人件費やミスによって無駄に使用した資材や経費などが含まれます。

　しかし，失敗コストを正確に計算しようとすると，膨大な計算をすることになりかねません。伝票のミスを取り上げた場合，人件費，ミスした伝票代，使用したボールペンのインク，電気料など何でも計算しようとすると，手間がかかる割には寄与率の小さいコストを計算することになります。そこで，失敗コストを計算するときには，失敗コストの総額の80％程度をリストアップして計算するようにすればよいでしょう。

▌予防コストと失敗コストのウェルバランス

　ミスについて，予防コストと失敗コストが存在するという点を説明してき

ました。では，予防コストと失敗コストをもとに，どの程度の予防コストを使えばよいかという点について考えてみましょう。

　理想的にはミスはゼロであることが望ましいのですが，ゼロにするには膨大な予防コストがかかることが想定されます。そこで，ミスの発生率に応じて，予防コストと失敗コストがどのように変化するかを試算し，予防コストと失敗コストの合計が最小になる状態で運営するのが理想といわれています。予防コストと失敗コストの最小点を意識するようにしましょう。

> **コラム　議論を活性化させる数字**
>
> 　毎月の定例会議において，担当者が先月の経営成績を読み上げるだけで，特に意見が出ることなく終わるという経験はないでしょうか。一方で，活発に議論が交わされる会議もあります。これらを分ける重要な要素の1つに，どのような資料が提出されているかがあります。
>
> 　今の時代，PCの簡単な操作で基礎的な数値情報を取り出すことができます。しかし，単に数字が羅列されているだけの資料を出されても，見ている側の思考は進みません。例えば，毎月の数字として入院収入，延べ患者数，入院患者数，平均在院日数，病床稼働率を資料にまとめていたとします。もし，そこに，県内の平均値や近隣の競合病院の実績が比較指標として記載されていたらどうでしょうか。自然に，自院とは何が違うのか，どうすれば改善できるのかという議論が始まるかもしれません。また，過去3年間の数値やこれまでの最高値および最低値が記載されていたらどうでしょう。さらには，入院患者の来院経路や住所などとの関連が整理されていたとしたら…。
>
> 　生きた数字が目の前に並んでいれば，達成を論点にした活発な議論が自然と生まれてくるものです。

71 財務会計と管理会計

> 過去の是非を問うのが財務会計であり，将来を考えるのが管理会計である。過去の実績を正しく把握するための財務会計と，将来の業績を良くするための管理会計を同時に活かそう。

▶収益や費用，利益など，会計の全体像を理解

　本章の最後に，会計についての知識を整理しましょう。収益や費用，利益を計算するものを損益計算書といい，資産や負債，純資産を計算するものを貸借対照表といいます。損益計算書や貸借対照表などを計算する会計が財務会計です。財務会計は，過去の実績を計算するものといえます。これに対し，組織の将来を考えて，将来に向けて正しく意思決定するための会計を管理会計といいます。会計においては，財務会計と管理会計の２つがあることを覚えておきましょう。

▶ルールに基づいて利益などを計算する財務会計

　財務会計では，貸借対照表と損益計算書の構造を理解しておくことが大切です。貸借対照表には，資産と負債，純資産が記載されています。この構造を端的にいうと，組織の中で現金にできるものをすべてリストアップしたのが資産の欄です。一方で，外部に返済や支払う必要のある金額を計算した部分が負債です。資産から負債を差し引いた金額が純資産となります。ですから，外部への支払いが多い場合には，資産から負債を差し引くとマイナスになり，債務超過の状態となります。経営上は，資産から負債を差し引いた純資産30％以上あるのが理想的といわれており，この比率を自己資本比率といいます。

　資産と負債には，１年以内に現金化できるもの，１年以内に支払わなけれ

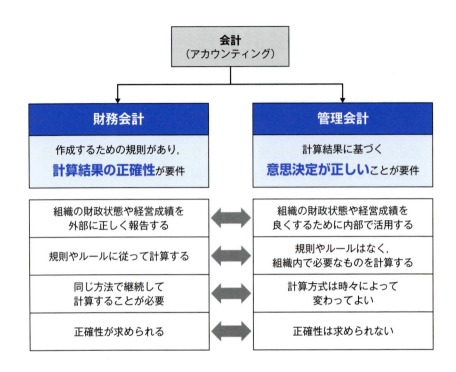

ばならない金額があります。それらを流動資産と流動負債と呼びます。支払わなければならない流動負債に対して，現金化できる流動資産が2倍以上あると，月々の支払いに難なく対応できるといわれています。この比率を流動比率といいます。貸借対照表を見るときには，自己資本比率と流動比率を概算で把握するようにしましょう。

　損益計算書は，診療報酬や介護報酬，保険外収益などの収益を計算して，その収益から，事業で支出した費用を差し引いていきます。その結果，医業利益や経常利益という利益が計算されます。事業の状態を見るときには，医業利益を見ましょう。医業利益から，医業に直接関係のない借入金の金利などを差し引いた結果が経常利益となります。法人としての状態を見るときには，経常利益を見ることが求められます。

　財務会計で利益を計算し，その利益を元にして納税額を計算することになります。そのため，財務会計には国で定められたルールがあり，それに従っ

て利益や資産を計算することが義務づけられています。

▌将来に向けて，正しい意思決定をするための管理会計

　過去の事業の結果を計算する財務会計に対し，将来に向けた意思決定を正しくするための会計が管理会計です。

　診断機器や検査装置を購入したいときには，投資対効果を計算します。収益を増やして，費用を削減したときに，利益がどのくらいになるかを試算したいときには，損益分岐点のグラフを作成します。どの診療科がもうかっていないのかを知りたいときには診療科別の収支計算をします。これらが管理会計と呼ばれる領域の計算です。

　機器や装置を買う方がよいのか，買わない方がよいのか，意思決定を正しくしたいときに，投資対効果の計算をするのです。欲しい利益を確保するためには，収益をいくらにして費用をどのくらい引き下げる必要があるかを考えるために，損益分岐点グラフで確認します。

　管理会計によって正しい意思決定を行えるようにするという意味が理解できたと思います。管理会計では，将来に向けた意思決定が正しければ，計算過程の数値が正確でなくてもいいということになります。ちなみに，計算結果に正確性が求められるのが財務会計で，計算結果による意思決定の正しさが問われるのが管理会計です。

▌会計の知識は管理者の必須知識

　貸借対照表や損益計算書は，本稿に記載されている箇所だけでもよいので確認するようにしましょう。細部の数字にとらわれることなく，自己資本比率や流動比率，さらに医業利益や経常利益のレベルやバラツキ，トレンドを確認することが大切です。

　また，貸借対照表や損益計算書の結果を良くしたければ，適切な管理会計を行うことが必要となります。本章の内容を理解して実務で活かせば，将来に向けた意思決定を正しくできるということになります。

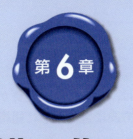

第6章
組織の作り方

改革による効果を獲得するためには改革を進めやすくする組織が必須です。本章では，組織の作り方，仕事の分担のやり方など組織に関する知識を解説します。

72 戦略転換と組織変革

> 大きな戦略的転換には，大きな組織変更が必須である。変革を狙うときには，その方向に合った形に組織を変えなければ，変革は成功しない。

▶組織が成長すると，組織図が変わる

　法人の職員数が50人と100人のときでは，組織図が違うと思います。ということは，今，職員が100人だとして，200人になったときを想像すると，組織図はもっと違ってくるでしょう。

　具体的に考えてみましょう。職員が50人の病院であれば，事務職は事務部という部署に配置されているケースもあると思います。しかし職員が200人になると，事務部の中に総務課と医事課などが設置されていることが考えられます。これが，組織図が変わるということです。

▶大いなる転換には，大いなる組織の転換が必須

　組織が，新しい診療科を設置したり，新たに介護事業に進出する場合には，現在の組織図が新たに変わることになります。つまり，将来に向けて，事業の構成などに関する戦略的な転換を構想する場合には，その戦略を実現するための組織図を考える必要があるということになります。

　この点を逆に考えると，戦略的に大きく転換しようとしているにもかかわらず，組織図を戦略に合った形に変えなければ，その戦略は実現しないということになります。さらに，将来の組織図が明確になっていないときには，将来に向けて，大きな転換は実現しにくいともいえそうです。

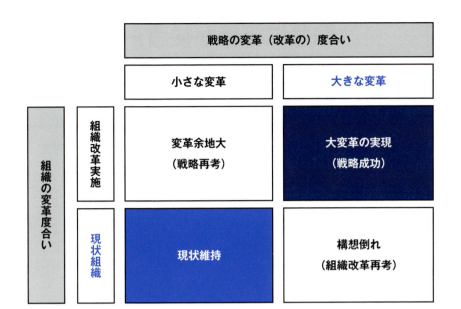

10年後の組織図に名前を入れてみる

　組織図を書いたら次にやることがあります。組織図の主要なポジションに人の名前を入れてみるということです。もちろん，10年後の構想を考えているのであれば，現在の職員の年齢に10歳加えて考えることが必要です。50歳の職員であれば60歳になるのです。このときに，60歳以上の人の名前は書かないという条件で組織図に名前を入れてみると，部長や課長というポジションの多くが空欄になってしまうケースが多いようです。つまり，組織図の要職を担える人材がいないということです。

　このように，将来の組織図を書くことによって人材の不足や能力の不足という問題を目で見て確認できることになります。要職につける人を育成するか，新たに採用するということの必要性に気づくのです。

　この点から考えると，将来の組織図を書かないということは，将来の組織を担う人材が不足しているという点に気づかないということになります。事業は人が推進するものです。将来の組織図を明確にしないと，人材が不足して，将来の構想が実現しにくくなるともいえそうです。

73 戦略に組織が従う，組織に戦略が従う

> 短期の業績向上を狙うときには，今の組織でできることを考えるが，長期の展望を考えるときには組織を変える。

▶組織に関する2つの考え方

　組織の中での新たな取り組みと組織の関係を振り返ると，2つのパターンがあることに気づきます。1つは，今の組織のままやれることをやろうというパターン，もう1つは，新たな取り組みをするために組織を変えてしまうというパターンです。

　端的にいえば，組織を変えるか，組織を変えないかということです。では，どういう場合に組織を変えた方がよいのか，どういう場合には組織を変えない方がよいのか，掘り下げて考えてみましょう。

▶長期的に考えるときには，戦略に基づいた組織

　まず，新たな取り組みのために組織を変えるというパターンについて考えます。これから取り組むことが，数年単位の大きな取り組みである場合には，その取り組みにふさわしい組織を設置するのが好ましいといわれています。10年後のビジョンの実現に向けて取り組むとき，また，3年間の経営計画を達成するための活動を開始するときなどです。こんな場合には，ビジョンの実現にふさわしい組織，あるいは，経営計画を実践しやすい組織に変えるのが好ましいのです。

　このことは，逆説的にいうと，長期にわたって，大きな変革を考えている場合には，現在の組織も大きく変わらなければ大きな変革が実現しにくいということになります。

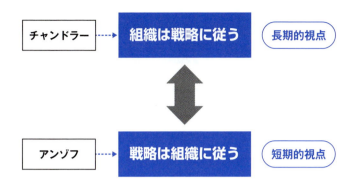

▸短期的に考えるときには，現在の組織を前提に

　次に，新たな取り組みを行うにあたって，現在の組織を前提に対応を考えるパターンについて考えます。短期間に新たな取り組みを実行しなければならないときには，現在の組織で対応を考えるのが現実的です。例えば，3カ月以内に何かを実行しようとしたときに，新たに組織を設置してメンバーを選定して異動してくるのを待っていたら，あっという間に3カ月くらい経ってしまいます。ですから，短期間で何かに取り組むときには，現在の組織を前提に対応することが現実的です。

　短期間で何かに取り組むときに，急いで組織を変えてしまうと，業務の引き継ぎなどが混乱してしまい，現業の実務に支障が生じてしまうことがありますので，注意が必要です。

▸時と場合に応じた組織の位置づけ

　組織の中で，新たな取り組みに着手するときには，取り組む内容における所要期間を踏まえて，組織を変えるのか，現在の組織のままで対応するのかを決めたいものです。組織を変えるか否かは，どちらが良いというものではなく，置かれている状況に応じて，ふさわしい方法を選択することが好ましいということになります。

74 民主的意思決定と独断的意思決定

> 独創性が失われやすい民主的意思決定。組織でやるべきことを多数決で決めると，現状容認の妥協的決定になってしまう可能性が高い。

▶みんなで決めるか，誰かが決めるか

　この医療機器を購入するかどうか，介護事業に進出するかどうか，組織の中では，その後を大きく左右するような選択を迫られることがあります。こんなときの選択法は大きく2つに分かれます。1つは，多数決で決めるという方法です。もう1つは，その場の最高責任者が決めるという方法です。

　前者を民主的な意思決定と呼び，後者を独断的な意思決定と呼びます。この2つの意思決定の方法は，単純にどちらが良いとはいえません。置かれている状況の中で，意思決定方法を決めるのが好ましいといえます。

▶民主的な意思決定の落とし穴

　組織の中で，多くの人に納得してもらうには，民主的な意思決定が好ましいかもしれません。賛成者が大多数であれば，意思決定の後に，スムーズに進めやすくなりそうです。

　では，組織の中での意思決定は，賛成者が大多数のことを選択するのが正しいのでしょうか。さまざまな成功事例の経緯を調べてみると，成功した取り組みを着手した段階では，賛成者が少数で，反対者が多数であるケースが多いようです。将来に必要になることを，他の施設に先駆けて着手する場合，その取り組みは世間では存在感のない事象であることが多いのです。ですから，先駆けて新たなことに着手する場合，多数決をすると反対者が多くなってしまい，否決される傾向があるのです。

	民主的意思決定	独断的意思決定
	多数決で決める	誰かの判断で決める
メリット	関係者が納得しやすい	革新的な決定をしやすい 即決できる
デメリット	時間がかかる 革新的な決定がしにくい	関係者から不満が 出ることもある

▎独断的な意思決定の得失

　新たなことを先駆けて着手するようなケースでは，最高責任者による独断的な意思決定が好ましいかもしれません。しかし，独断的な意思決定が妥当性を持つのは，最高責任者が大局的に最善の方向を認識していることが条件となります。組織が大きくなり，さまざまな事業に取り組み始めると，展開しているすべての事業に対して，常に最善の意思決定をするということが難しくなりそうです。ですから，組織の上に立つ人が何でも自分で決めるというのは，意思決定する人が最善の方向を認識している場合に限るということになります。

▎2つの決定の使い分け

　次に，決定事項を円滑に実行するためのポイントを考えてみましょう。
　民主的な意思決定の場合，決定したことの賛成者が多数派なので，決定後はスムーズに進む傾向があります。しかし，うまくいかなくなったときに，責任者不在の状況に陥る危険があります。
　一方，独断的な意思決定の場合，意思決定をした最高責任者がメンバーか

ら信頼を得ていないと，決定されたことに対して本気で取り組んでもらえず，成功しにくくなるという危険性があります。
　上手な意思決定をしていた人の例を紹介しましょう。意思決定の討議の場で，最高責任者が目指す方向へ関係者の意識を向かわせて，そのうえで形式的に多数決を取るのです。最高責任者が目指す方向が，多数決で選択されるように仕向けておいて，その決定を民主的な意思決定の形式にするのです。すると当事者は，自分たちが決定したことなのでやらねばならないという機運になるのです。

> **コラム** 意外と見ていない？　自社の組織図
>
> 　他の法人の組織図を見たことはあるでしょうか？　もしかすると，自法人のものすら記憶にない，という人もいるかもしれません。
> 　筆者は新しく仕事をする際，最初に必ず組織図をもらうようにしています。なぜなら，組織図には法人の機能が網羅されているからです。その機能ごとに人，設備，情報，ノウハウなどをじっくりと聞いていくと，法人の強み・弱みが浮き上がってくるものです。
> 　ところで，組織図は，書いてみると意外と難しいことがわかります。もし，組織が大きく変わるなど，組織図を書き直す機会があれば，以下の点を考慮して作成するとよいでしょう。
> 　①縦のラインは，指示命令の系統です。決定事項などを誰が誰に伝えるかをイメージして，矛盾がないか，きちんと伝わるか検証してみてください。
> 　②横のラインは，機能を表しますが，同じ高さには同じ職位を置くことが整合的です。
> 　③兼任はできる限り避けた方が望ましいです。両方の役割をバランスよくこなすことは難しく，結局，どちらかの立場での業務に偏り，もう片方が機能しなくなるからです。

75 トップダウンとボトムアップ

> トップダウンとボトムアップの理想的融合。組織が小さければ，現場を知るトップがすべてを決め，組織が大きくなれば，トップの方針に基づいて現場が実務を考える。

▶意思決定する人の2類型：トップとボトム

　新年度の方針を決めるときや経営計画を策定する際，やるべきことの決め方には2種類あります。1つは，組織の上位の人が，やるべきことを決め，メンバーに指示していくトップダウン方式です。もう1つは，組織のメンバーがやるべきことを考えて，それを組織の上位者に提案して承認されるというボトムアップ方式です。

▶トップダウンの注意点

　組織が小さいときには，最高責任者が事業の全体を認識できている場合が多いので，そんなケースではトップダウン方式を採用するのが好ましいかもしれません。しかし，トップダウン方式の場合，現場から離れたトップがやるべきことを決めることになるので，やるべきことが間違う危険とやるべきことが不足する危険が生じます。

　また，長い期間にわたりトップダウン方式で運営していると，部下がトップの指示に基づいて行動するという受動的な風土が芽生えてしまいます。その結果として，トップが部下に意見を求めても，部下はトップほどの大局で構想を考えることができないことも多くなるようです。

▶ボトムアップが成立するための条件

　組織が大きくなると，トップが各部門に必要なことまで理解できなくなり

215

トップダウン	ボトムアップ
組織の上位者が決めたことを組織全員で実施する	組織構成員が個々に決めたことを実施する

成立要件	・組織上位者が現場の実態を認識している ・組織上位者が組織全体から信頼されている	・組織全体が向かう方向が明確である ・組織構成員が正しい方法を考えられる

ます。そのため、やるべきことを各部門が考えることになります。末端が考えたことが、すべてトップに上がっていくことになるのです。その中で何をやり、何をやらないかを、トップが決定することになります。

このとき、やるべきことが上がっていけばいいのですが、組織としてではなく当事者にとってやりたいことが上がっていく危険があります。また、計画したことの達成率で評価される風土になっている場合には、達成しやすいレベルの目標が設定されて、上がっていく危険もあります。そのため、ボトムアップが有効に機能するためには、下から上がってくる提案事項を、トップが大局的な見地から評価できることが必要になります。

▶トップダウンとボトムアップの相互運用

トップダウンとボトムアップは、どちらがいいというより複合的に活用することが好ましいといえます。まず、トップが明確な方針を示して、その方針に従って、下の人が自分たちのやるべきことを考えるという方法です。

こういうと、自施設では、そのような運用になっていると思う人が多いでしょう。しかし実際には、収益などの数値だけを示している場合や、「地域包括ケアシステムの具現化」というように、方向が抽象的なケースが多いようです。すると、抽象的な方向に対して、さまざまな部門から上がってくる提案が、全体として整合性のない状態になってしまいます。

76

分権と集権

> 状況によって，分権と集権の振り子を振る。分権として任せて育てつつ，ときには集権で組織の方向を定める。

▶任せる分権と任せない集権

　皆さんは「これは任せる。好きなようにやっていいぞ！」といわれたにもかかわらず，途中から細かな指示や変更などを指示されたという経験がありませんか？　任せるというのは，決定権を委ねるということで，分権といいます。分権に対して，組織の上位者がすべてを決めるのが集権です。

　例えば，何でもトップが決めるという集権の組織があったとします。そんな集権の組織でも，ティッシュペーパーの銘柄までは，トップが決めることはないと思います。つまり，ある事柄については，担当者に決定する権限を委譲した分権になっているのです。

▶分権によって得られること，注意すべきこと

　分権する範囲が広がると，部下は，自分で決めなければならないことが多くなります。すると，何をするか，やるべきなのか否かなど，日常面で考える機会が多くなります。考える過程で，さまざまな情報収集をする必要もあり，仕事面での情報量も多くなってきます。つまり，分権を導入すると，部下が育つ場をつくることになるのです。

　また，自分で決めたことをやることになるので，責任感も醸成される可能性があります。その意味では，分権は得策といえます。

　分権を進めていくと，組織の方向とは違う意思決定が現場で行われてしまう危険もあります。組織が目指す方向とは違うことをやってしまう，組織に必要なことが行われない，さまざまなケースが実際に発生します。そのた

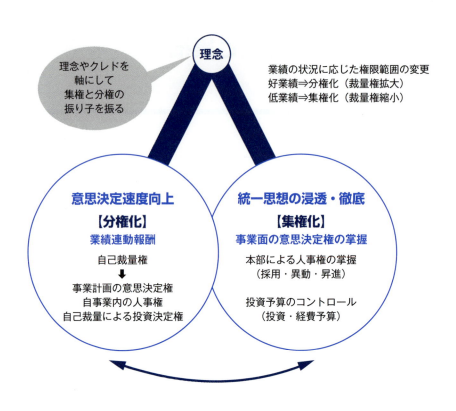

め，分権する対象者と分権する範囲を明確にすることが大切です。さらに，分権した後も，意思決定の結果を確認できるようにしておくことも大切です。

▎組織の状態による集権と分権の選択

　組織が未成熟な段階では，集権によって統制することが必要です。しかし，組織が成長した段階では，徐々に分権に移行するのも好ましいです。

　また，組織の収支が危機的な状態に陥っているときには，集権によって組織全体を強力に運営することも有効です。しかし，業績が良好なときには，現場の問題意識を醸成し，現場に権限を委譲する分権を取り入れるのも効果的です。組織の状態に応じて，分権と集権を使い分けていくのが好ましいといえます。

77

機能別組織と事業別組織

> 事業の種類と統制できる人材の人数から適切な組織を考えよう。組織の中の事業の構成と組織の規模によって，機能別の組織と事業別の組織を使い分けることが重要である。

▌組織図における2つの基本形

　組織図は，上から下へとツリー状に描いていくのが一般的です。その際，機能別に部門を分解して描く機能別組織，事業別に部門を分解して描く事業別組織があります。組織が診療部，看護部，管理部という部署名になるのが機能別組織です。一方，病院事業部，健診事業部，介護事業部，本部という部署名になるのが事業別組織です。組織の規模が大きくなると，地域別に本部が存在して，その中に機能別組織や事業別組織が設置されるというケースもあるようです。地域別の組織は，事業別組織の1つの形態です。

▌初期段階の組織形態である機能別組織

　組織が小さい段階では，通常は機能別組織です。部門間連携がうまくいかない場合，その上の人が調整することになります。例えば，診療部と看護部の間で調整事項が生じると，病院長に判断を仰ぐことになります。
　診察もしている病院長となると，日々の調整事項に時間を割くことが難しくなり，結果として，部門間の連携がうまく進まないということも多いようです。そんな場合には，部門の責任者を高いポジションにして，集団的討議によって調整の方向を決定するケースもあります。

▌複数の事業が生じたときの事業別組織

　病院は，事業の拡大とともに，健診や介護などの周辺領域に進出するケー

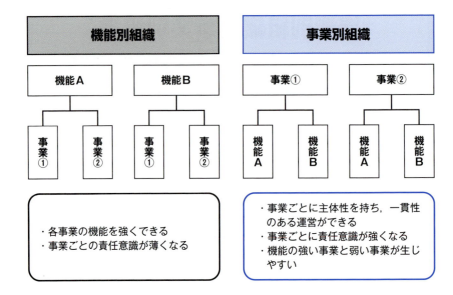

スが多くなります。医療とは異なる領域に進出すると，進出先の事業の運営が難しくなります。例えば，介護の領域に進出すると，保険制度も異なりますので，全く違う知識が求められます。こんなときには，介護の知識が豊富な人を介護事業の責任者に据えることが有効な場合もあります。

▶組織の意思を反映する組織の形態

　組織の規模が大きくなり広域に展開し始めると，地域別組織を設置することも必要になります。しかし，地域に全権を委ねてしまうと，地域ごとの指導力に相違が生じる傾向があります。例えば，複数県に進出して県ごとに地域事業部を設置すると，地域ごとに医療や介護の責任者を置くことになります。各地域に設置された機能別責任者の力量が同じであればいいのですが，指導力の高い人が統括する地域の業績は良く，指導力の低い人が統括する地域の業績が悪化するという現象が生じやすくなります。そこで，事業部や地域部門を設置しても，機能面では，全体を統括する部門を本部の中に設置しておくのが好ましいでしょう。

78

水平的分業と垂直的分業

> 効率性を追求する水平的分業と柔軟性を追求する垂直的分業がある。仕事の量と量の変動の状況に応じて，水平的分業と垂直的分業を使い分ける。

▌水平方向と垂直方向の分業

　仕事の量が増えてほかの人に手伝ってもらうとき，それが分業の始まりです。この分業には水平的な分業と垂直的な分業があります。

　水平的分業と垂直的分業の違いを確認しましょう。例えば，伝票をそろえて入力するという業務があったとします。この業務を1人でやっていましたが，業務の量が多くなったので2人でやることになったとします。そのときに，水平的な分業と垂直的な分業のどちらを選択するかを決めなければなりません。

　1人がそろえる業務を行い，もう1人が入力する業務をする場合，水平的な分業といいます。一方，そろえて入力するという業務を2人が行う場合には，垂直的な分業といいます。業務の工程ごとに，担当者を決めるのが水平的分業であり，複数の担当者が同じことをやる場合には垂直的分業になるのです。

▌高い生産性を実現する水平的分業

　水平的分業と垂直的分業は，どちらが良いというものではなく，置かれている条件によって，適切な分業方法を選択するのが好ましいでしょう。水平的分業を取り入れると生産性が飛躍的に向上するといわれ，100年以上前からその効果の高さが認められてきました。先ほどの伝票整理と伝票入力の例で説明します。2人が，伝票整理と伝票入力の両方の仕事をする垂直的な分

第6章　組織の作り方

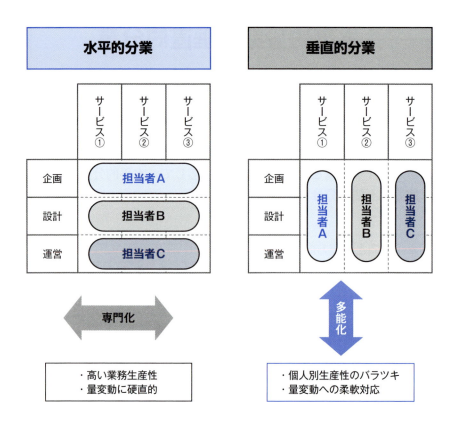

業であったとします。その分業方法を，伝票整理をする人と伝票入力をする人という水平的な分業に変えると，同じ2人で仕事をしていても，1日当たりに処理できる伝票の枚数が大幅に増えるということなのです。つまり，水平的分業を導入すると，組織全体での生産性が向上するのです。

▶負荷変動に対応する垂直的分業

先ほどの伝票整理と伝票入力の例で，垂直的分業を導入した場合のことを考えてみましょう。生産性を上げたければ，水平的分業が好ましいのですが，処理するべき伝票の枚数が，少ない日と多い日では3倍の差があるとします。こんな場合には，垂直的分業をしていると，仕事が少ない日には，1人でやって，仕事が多い日には，3人でやるということができます。その職

場に，3人の人を配置してしまっていると，仕事が少ない日には2人にやることがなく，無駄が生じることになります。

つまり，仕事量が日々大幅に変動するときには，垂直的分業が有効ということです。

▶組織の規模と負荷の変動による分業方式の選定

組織の規模が小さいときには水平的分業をしにくいので，垂直的分業になります。組織の規模が大きくなって，それぞれの仕事量が多くなってきたときに，水平的分業と垂直的分業のどちらかを選択することが必要になります。

仕事量が日々大幅に変動するようなら，垂直的分業を選択するのが得策となります。しかし，仕事の量の変動が少ない場合には，水平的分業を選択した方が好ましいということがいえます。

それぞれの部署で，過去は仕事が多かったが最近仕事が減ったという場合には，過去の慣習で水平的分業になっているケースがあります。しかし，現在では，仕事量が減っているのであれば，水平的分業から垂直的分業に変更した方がよいといえます。

このように，同じ部署であっても，同じ仕事であっても，そのときどきの仕事量と変動の状況に応じて，水平的分業と垂直的分業を見直すことが大切ということです。

79

縦の統制と横の調整

> 縦の統制と横の調整で組織運営を最適化する。組織図を作ったら，目標を展開して管理する縦の統制と部門間の連携を促す横の調整を機能として織り込む。

▌組織を動かすための縦の調整と横の調整

　組織図というのは，誰が何をするかを図にしたものといえます。組織図に書かれた人たちが，うまく仕事を進められるようにすることが大切です。組織の各部門は，ほかの部門と関わりながら仕事を進めているので，関連する部門との間で，円滑に仕事を進められる仕掛けを作ることが必要です。

　組織をうまく動かすためには，縦方向の調整と横方向の調整という2つの仕掛けが必要です。

▌目標管理を軸にした組織における縦の統制

　組織とは，上位の目標を達成するための手段という見方ができます。病院であれば，年度の収益目標という組織の目標を達成するために，各部門が何をするか決まってきます。

　上位の組織の目標を達成するためには，組織図の下位の部門が年度に定められたことを完遂することが求められます。つまり，各部門に対して，年度の目標を定めて，その目標を達成するように，年間を通じて確認することが必要になります。こうした定期的な確認によって，年度の目標を達成するよう促すのです。

　組織をうまく動かすには，上位の目標が達成されるように，上から下へと進捗を管理できることが求められます。そこで，組織図を作るだけでなく，目標の進捗を確認するための会議を設定することが必要となります。会議を

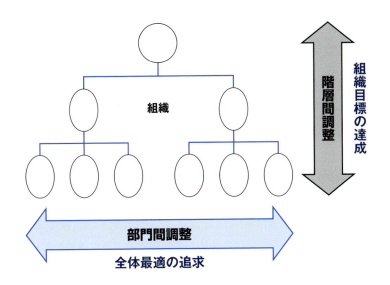

設定しても，1つの部門に多くの部署が存在していると，個々の部署の状況を確認し切れなくなってしまいます。そこで，組織図を作る段階で，1つの部門にあまり多くの部署をぶら下げないようにすることが求められます。

▼部門間連携を促す組織における横の調整

　組織における縦の調整に対して，横方向の調整も必要です。組織は，そもそも分業の設計図ともいえます。1つの仕事を複数の部門で分業して進めているので，分業が上手に行われているかを確認することが大切なのです。先ほどの伝票整理と伝票入力の分業を例にすると，伝票整理をする人が，きちんと整理しておかないと，伝票入力をする人が，伝票の整理もやらなければならなくなってしまいます。

　このように，各部門では，自部門の役割を果たしたと思っていても，関係する部門から見ると不十分と感じられることが生じることがあります。こうした事態が起きているのかどうかを確認するため，さらに，そのような事態が起きているなら，その対処をする場が必要になります。

　部門間の連携状況を定期的に確認する会議などを設定するというのが1つ

の方法です。このときに，留意するべきことがあります。異なる部門が集まって，部門の仕事の状態を確認して対処を考えるときに，他責にしたがる風土が生じることが多いようです。そのため，部門間を横断する会合を設定するときには，最高意思決定者を定めておくことが大切です。

縦の統制と横の調整のための会議設計

組織図を描いたら，組織をうまく動かすために，縦方向に，目標を管理する会議を設定する必要を説明しました。また，部門間で分業された仕事が，うまく進んでいるかを確認するための，横方向の調整の会議の必要性も説明しました。こうした会議は月に１回，もしくは四半期に１回程度の頻度で開催して，問題があった場合には，集中して討議するような運用をお勧めします。会議の数が多くなって，会議に出席する時間が長くなりすぎるのは避けたいものです。

80

垂直的任用と水平的任用

> 任用方向による行動特性と人材育成効果がある。監督者や管理者は，上に昇進する任用と横に異動する任用によって，個の能力を発展させながら活かすことが大切である。

▶垂直方向と水平方向の2つの任用

　組織の中での管理職や監督職について，その経歴を調べてみると，2つのパターンがあることがわかります。1つは，その部門の下から上へと昇進している人で，もう1つはほかの部門から異動してきた人です。

　同じ部門の中で，下から上へと昇進するパターンを垂直的任用と呼びましょう。組織では，課長クラスくらいまでは，その部門の中で垂直的に任用されることが多いようです。その部門の中で，部門内の仕事を誰より熟知しており，力量の高い人が係長や課長に昇進するということです。

　このように垂直的に任用された管理者は，その部門の中で誰よりも仕事ができるケースが多いようです。そのため，部下に対する指示は，実務に詳しいがゆえに，細部の指示や手順の指示になる傾向があります。仕事上でトラブルが発生したときに，経験豊富がゆえに解決策が浮かんでしまうことも多いようです。そのため，問題に直面する部下がいると，部下に対策を考えさせる間もなく答えを指示してしまうことも多いのです。

　また，現在所属している部門にしか配属されたことがないので，ほかの部門から見たときに今の部門がどうあるべきかという点について，現実的にはわかりません。

▶水平的任用と求められる役割

　課長クラスや部長クラスになると，これまでの経験とは異なる部門へと，

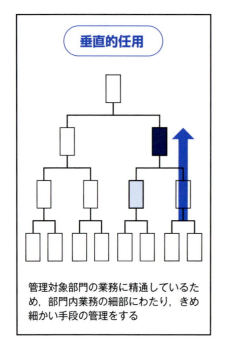
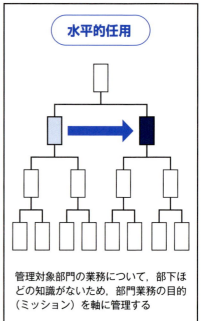

水平的に任用される人が多くなります。全く異なる部門に配属されると，その部門の業務を知らないので，垂直的に任用されていたときのように，部門内で，具体的な指示をすることができなくなります。

　水平的に任用された場合には，その部門の組織全体における位置づけや役割を確認することが大切です。そして，部門の役割に対して，現在の業務が不可欠な状況であるかを確認するのです。そして，現在の業務に過不足があるならば，部下に対して，過不足に対する対応策を考えてもらうというのが好ましい対応といえそうです。

　こうして，部門の役割に対応した業務を再確認したら，それらの業務が目的を達成できているかを確認することが大切です。業務の目的の達成度を測れる指標を設定して，その指標の実績値を見ながら，その部門が役割を果たしているかどうかを確認するのです。

▌水平的任用による人材育成効果

　課長や部長クラスになったら，水平的に任用して，さまざまな部門から組織を見る機会を持つことが大切です。複数の部門で働いた経験を持つと，組織全体の中で各部門がどうあるべきかという点について，客観的に考えられるようになる傾向があります。

　しかしながら，人によっては，特定の部門で専門的な職能を高めた方がよい人もいるようです。具体的にいうと，今所属している部門では良好な働きぶりなのだけれど，ほかの部門に異動すると，働きぶりが悪くなり，能力が発揮されない人もいるということです。ですから，本人の異動への意向を確認したうえで，水平的任用を考えた方がよいということになります。

81 既存事業の実行力と新事業の発見力

> 既存事業に求められる能力と新事業に求められる能力は異なるので，既存事業で能力を発揮した人を安易に新規事業には配置しない。

▶組織における2種類の事業

　組織の中には，収益を上げる事業部門と事業部門を支援する管理部門があります。事業部門には，既存の事業を運営している既存事業部門と新たな事業を立ち上げて，推進する新事業部門があります。管理部門には，総務や経理，人事，医事などの部署があります。

　では，事業部門を推進するうえで，どのような人材を事業部門に配置させることが好ましいかという点を考えてみましょう。

▶既存事業の運営に求められる人材と能力

　医療を中心に運営する医療法人であれば，医療事業は既存事業です。すでに健診事業を運営しているのであれば，健診事業も既存事業となります。既存事業の運営を担う人には実行力が求められます。すでに運営している事業について，その目標を達成するべくさまざまなことを実行する力が必要なのです。

　実行力を高めるには，事業の現況を分析して，問題点を見つけ出す力が求められます。問題点が見つかったら，その問題を解決するための方策を企画する力が求められます。そして，問題を解決するための方策を進めていく力も求められます。これらの分析力，企画立案力，導入力が，実行力を高めるために必要といえます。

既存事業	新事業創造
実行力	**発見力**
分析力	観察・質問力
企画立案力	ネットワーク力
導入力・実行力	実験力

▶新規事業の立ち上げに求められる人材と能力

　すでに道筋ができ上がっている既存事業に対して，将来への道筋を作り出さなければならない新規事業では，新たなる機会を発見する力を持った人材を配置することが重要です。発見力を高めるには，事象を観察する能力が求められます。利用者やサービスを観察することによって，その中に隠されているニーズを見つけ出すのです。事象を観察して，どうしてこうなっているのだろうと自問自答しながら，問題やニーズを見つけ出すのです。

　次はその解決策を考えなければならないのですが，新規事業の場合は，自施設の中だけで対応できないことも生じてきます。そこで，外部の人たちと連携していくことも重要です。外部と連携するといっても，外部の専門家や業者を知らなければ，連携を模索することもできません。そこで，組織の外部に人脈のネットワークを持っていることも大切な要件になります。

　問題やニーズを見つけて，その解決のための外部関係者と連携すると，問題の解決やニーズへの対応を実行することが求められます。その際，考えるだけではなくできることから始めてみる，リスクの小さい範囲の中で実験してみることが大切です。実験結果が思わしくない場合には，軌道修正すれば

よいのです。行動なきところには振り返りの余地はなく，前進はできません。これらの観察・質問力，ネットワーク力，実験力を持つ人材を新事業の部門に配置することが望ましいでしょう。

▌水平的任用を通じた新事業立ち上げに求められる人材の育成
　既存事業の運営に長けている人を新規事業の部門に配置しても，求められる能力が異なるので，うまくいかない可能性があります。任用の段階で，水平的に任用させて，3部門以上で良好な運営をできている人がいれば，そのような人が新規事業部門を担う人材の適任者といえるかもしれません。そんな人材がいない場合には，長期的に水平的任用を試し，その中で良好な成績を残せる人材を見つけ出すということが求められます。

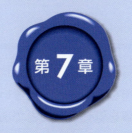

第7章 組織の動かし方

改革の効果の有無は組織内の人の言動に左右されます。本章では，人の行動を誘発するための理論や傾向を解説します。

82

仕事の管理と人の管理

> 組織の管理とは，職場を管理する，あるいはマネジメントというが，基本は人と仕事を管理することである。

▌管理する職場とは？　管理するべき対象は？

　あの人はマネジメント力が低い，あの職場は管理できていないなど，管理者や職場についてマネジメントの良しあしが語られることがあります。なぜそう思うのかと聞くと，部下の育成ができていない，決めたことが守られないなど，さまざまな理由を挙げられることが多いようです。人それぞれの定義で管理という言葉が語られていますが，管理とは何を意味することなのかを考えてみましょう。

　そもそも仕事をより良くできるようにすることが組織の管理といえます。人が仕事をするということから管理する対象を考えてみると，職場の経営資源の3つに特定できます。Manである人，Machineである設備や機器，Materialである材料や資材の3つです。つまり，組織を管理することは，組織の中の経営資源である3Mを管理することと捉え直すことができるのです。

▌人を管理するということ

　3Mの筆頭である人を管理することは，必要な人を確保し，その人が求められることをやるようにすることです。まず，その職場でやるべきことを洗い出します。やるべき仕事を明確にしたら，その仕事を行うために必要な人数を確保します。必要な人数を確保できたら，確保した人が，仕事を進めるために必要な能力を身につけることが求められます。そして，確保した人が，その職場でやるべきことをやっているか確認するのです。これらの一連の確認が，職場における人の管理といえます。

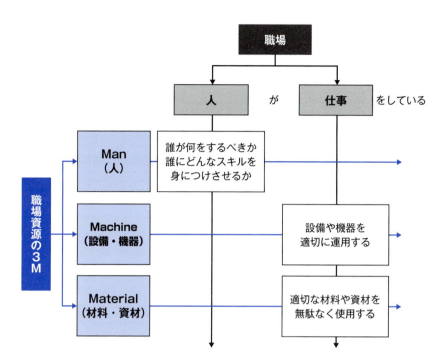

▰設備や機器を管理するということ

　3Mの2番目は設備や機器の管理です。職場の業務を進めるために，パソコンから医療機器に至るまで，さまざまな設備や機器を使用することになります。ですから，その職場の業務を遂行するうえで必要となる設備などを過不足なく準備することが必要です。

　そこで，職場に必要な設備などを洗い出し，その手配をして円滑に活用できるようにすることが求められます。加えて，定期的に点検することによって，性能を発揮できるようにすることも必要です。設備などを良好な状態に維持するために必要なことは，管理者が自らやる必要はなく，部署のメンバーに指示して，良好な状態であるかを確認すればよいのです。

材料や資材を管理するということ

3Mの3番目は材料や資材の管理です。職場での仕事を進めるために，必要な材料や資材を明確にして，それらが必要なときに必要な数量を使える状態にすることが求められます。過剰な使用を抑制し，在庫の過多や過剰による廃棄を抑制することも大切です。また，不要なものを購入しないようにすることにも注意が求められます。

管理者は，職場で必要な材料や資材を必要最小限の量に抑制するための具体的な実務を，部署のメンバーに指示して，その結果を確認すればよいのです。

コラム　スタッフが辞める本当の理由

医療・介護業界は，異業種と比べても離職率が高く，2016年度雇用動向調査（厚生労働省）によると，14.8％というデータが出ています。辞めていく職員を見てきた人も多いと思いますが，では，なぜ職場を去ってしまうのでしょうか。

退職する職員に理由を聞くと，夫の仕事の都合や両親の体調の悪化など，家庭の事情で仕方なくという答えが多いようです。一方で，人材派遣会社が聞いている退職理由で1番多いのは，職場の人間関係でした。上司・同僚との関係がうまくつくれず，悩んだ末に退職を決意しているというのが実情なのです。

以前のように，求人を出せば応募者が殺到するという時代ではなくなりました。募集して，採用して，教育するには，どれぐらいのお金と時間が必要になるでしょうか。何よりも職員が頻繁に入れ替わる施設では，利用する患者・利用者，そしてその家族も安心できないでしょう。

医療・介護は，モノを売るのとは違い，人が人と接することで成り立つサービスです。職員が一生ここで働きたいと思えるようないきいきとした職場にするためにも，マネジメントを学ぶことは重要なのです。

83 企業理念と行動規範

組織が目指す企業理念と企業理念を実現するための行動規範。経営理念や経営指針などさまざまな呼称はあるが，その機能は企業が目指す方向とその組織の構成員が守るべき規範である。

▶理念の意義

良い組織は，良い理念があって，その理念が実現に向かっているといえます。とはいえ，理念というのは漠然としたものだという印象を持っていて，理解しにくいと感じる人が多いと思います。そこで，理念が何かという点から確認しましょう。

まず理念というのは，組織のどこにあるのかを考えてみましょう。組織によっては，施設内に掲示したり，職員証の裏に記載したりしています。またホームページに，経営理念や経営者の思いとして，理念に関する記述を掲載しているケースも多いようです。つまり，組織内部だけでなく外部に対しても明示しているのです。

また，企業理念や病院理念，基本理念など，組織によって呼称が違うことが多いようです。どのような呼称であっても，理念は2つの要素で構成されています。1つは，組織が社会に対してどのような価値を提供するかという社会への約束を記述したものです。もう1つは，理念を実現するのはその組織に従事する職員の行動によるので，職員が取るべき行動を規定したものです。前者を企業理念，後者を行動規範として解説します。

▶組織の存在の目的を示す企業理念

多くの組織は，創業者が独立して設立されています。創業者は社会に対して，どのような価値を提供するかという明確な意思をもって独立するもので

理念	
企業理念 企業（経営）理念	**行動規範** 職員行動規範
組織として，社会の中で どうあるべきか？ 社会に対して，何をする 組織なのか？ 社内外に発信 30〜50年間守り続ける	企業理念を 実現するために **職員として**， どう行動すべきか？ 社内外に発信 職員の行動評価の基準

個別運用	企業理念	行動規範
一体運用	例：クレド，Way	

す。組織が小さいときには，普段の会話の中で創業の意思を職員に伝えていると思いますが，組織が大きくなると，すべての職員と会話して意思を伝えることは難しくなります。そこで，創業の意思を企業理念という文章にまとめるのです。

　企業理念は社会への約束ですから，職員が知らなければ，普段の仕事が理念に沿わない内容になってしまう危険性が生じます。そこで，職員に対して，さまざまな方法で起業理念を伝えているのです。また，患者がどの病院に行くか選択をする場合，病院の理念を参考に選択するケースもあります。

▶**企業理念の実現のために，職員が守るべき行動規範**

　企業理念は，組織による社会に対する約束といいました。その主体は職員です。つまり，組織としてどのような医療を提供するかを明示しても，実践するのは組織で働く職員なのです。そこで，企業理念を実現するために，職

員が取るべき行動を示したのが行動規範です。職員が行動規範を順守すれば，企業理念が実現するという構図になります。

　実際には，企業理念と行動規範とのつながりが薄いケースもあるようです。経営理念全体を見直す機会があるならば，企業理念と行動規範の意義を踏まえて，再定義するのが好ましいでしょう。

▌企業理念と行動規範の振り返り

　職員が，自分が勤める法人の企業理念や行動規範を確認しようとしても，その記述が見当たらないことがあります。企業理念を病院基本方針や基本理念などという表現で記述しているケースがあり，行動規範を行動指針や綱領などと表記する場合があるためです。また，理念や規範という言葉を使わずに，病院長のご挨拶という表記にして，1つの文章に企業理念と行動規範の双方の内容を記述しているケースもあります。

　どのような表記であるかは気にせずに，企業理念に該当する部分と行動規範に該当する部分にアンダーラインを引きながら読んでみると，創業者の思いを整理して確認することができます。

84

方針管理と日常管理

> 組織における仕事の管理とは，組織全体の方針を管理することと各部門の役割を管理することである。

▮組織図を動かすための方針管理と日常管理

　組織図を描いたら，その組織を動かしていくことが求められます。これは，たとえていうならば，パソコンの本体を買ってきてもソフトがなければ使えないので，ソフトをインストールするということに近いと思います。つまり，組織図とはパソコンの本体であり，ソフトなしではパソコンが動かないように，組織も組織図だけでは動かないのです。

　パソコンにおけるソフトにあたるものが，組織においては方針管理と日常管理のマネジメントシステムです。

▮組織の目標を達成するための方針管理

　組織を動かすために，まず必要なのは方針管理です。方針管理では，年度の方針を部門ごとに展開し，最終的には個人の年度目標まで展開します。そして，個人や各部門が目標を達成するための施策を考え，施策が実行されているかを定期的に管理するのです。この一連の流れが方針管理です。組織によっては，予算編成や予算管理という表現をしているケースもあるようです。

　効果的な方針管理を進めるためのポイントは2つあります。1つは年度予算を行動レベルの指標に展開することです。もう1つは展開した目標を達成するための施策を設定することです。

　まず，年度予算を展開するときのポイントを考えてみましょう。組織の上位の目標を下位へと展開するときに，単純に数字を分解するのではなく，下位レベルでは何をすればよいかがわかる指標に展開することが大切です。例

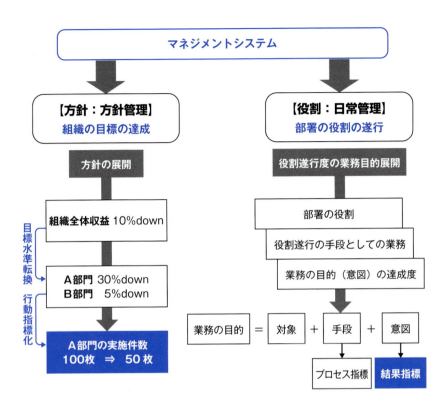

えば，経費10％削減という上位目標があったとします。悪い例は，末端の職員まで経費10％削減という目標になっているケースです。下位に展開するにあたって，何をすればよいかがわかる指標に展開するのですから，経費におけるコピー用紙に着目して，コピー使用量の30％削減などと展開すればよいのです。なお，このときに，すべての経費を一律10％下げることは難しいので，費目の中のアイテムによっては，削減率が10％を超えるものが出てくるのが自然です。

　次に，設定した目標を達成するために，何をするかを決めるという点が大切です。先ほどの例で考えると，コピー使用量を30％削減するという目標に対して，どうやってその目標を達成するかを決めるのです。例えばある会議では，資料の配布をやめてプロジェクターで投影するだけにするといった施策を決めます。

部門の役割を果たすための日常管理

　組織の方針を各部門に展開するときに，方針に関わりのない部門が出てくることがあります。例えば，医事課や総務課などは，自部門に関わる方針がない場合があるかもしれません。そんなときに，全部門に対して，日常管理を適用するのが効果的です。日常管理というのは，各部門の役割を果たすためのマネジメントです。では，部門が役割を果たすために，どのようにマネジメントをすればよいかを考えてみましょう。

　組織図に描かれるすべての部門には，必ず役割があります。役割を果たす手段として，各部門の業務が位置づけられています。ですから，各部門が業務を確実に遂行していれば，役割を果たしたといえるのです。業務が確実に遂行されているかを確認するには，業務の目的を明確にして，その目的が達成できているかを確認すればよいのです。

　では，業務の目的をどのように設定すればよいかを考えてみましょう。業務の目的を考えるとき，何に対して，何をすることによって，どのような状態にするかという点を明らかにします。これらは対象と手段，意図となります。業務の目的というのは，突き詰めると，業務の意図といえます。業務の意図を明らかにして，その意図を数字で測れるようにすれば，意図の達成度を数字で評価することができるのです。

　健康管理業務を題材に，意図を考えてみましょう。健康管理業務の対象は職員であり，手段として，健康診断の受診支援や健康相談などを行います。さて，この業務の意図は何でしょうか？　職員が健康上の理由で業務に支障を来さないことといえます。すると，意図を測る結果指標は健康上の理由による欠勤者数になります。この数字に目標を設定し，その目標を達成していれば，業務の目的は達成されているといえるのです。このように，部門のすべての業務に対して，業務の意図と意図を測る結果指標を設定できれば，部門の役割の達成度を数字で確認できることになります。

85 人事評価の3側面（業績，能力，態度）

> 人事評価の基本である3側面（業績評価，能力評価，態度評価）を理解し，実践する先に応用がある。

▼人事評価の基本を理解しよう

　医療機関や介護施設では，人事評価を導入していないケースや，導入しているものの機能していないケースが多いようです。人事評価を導入する，あるいは見直すにあたって，人事評価の基本を理解しておくことが大切です。個人の主観ではなく，人事評価制度の基本を理解して応用することが，制度の導入を成功させるために有効なためです。

　では，人事評価をするときに何を評価するかという点を確認しましょう。人事評価を行うときに，業績，能力，態度の3つの要素を評価するのが基本とされています。組織によっては，業績と態度だけで人事評価をしているケースもあります。また，病院においては，職種によって，評価する要素を変えることも考えられます。例えば医師は，業績評価だけで評価して，医師以外の職種には業績と能力，態度の3つの要素で評価するという方法も考えられます。

▼個人別目標を業績評価に

　業績評価において重要な点は次の3点です。1つは，業績を数字で評価することです。2つ目は，評価する数字は，方針管理の個人目標と連動していることです。3つ目は，数値目標を達成しようという意欲が出てくる目標にすることです。

　業績評価を行うためには，期首に目標を設定して，期末にその達成度をもとに評価することが大切です。その際，数字にならないことを目標にしてし

評価領域	業績評価		能力評価			態度評価
	業績への貢献度 発揮した能力		保有している能力			勤務の 態度・姿勢
評価項目	改善貢献度	業績管理指標	(部門固有能力) 業務遂行能力	(全社共通能力) マネジメントスキル	(全社共通能力) ヒューマンスキル	行動規範 実践度
	各部門の業務をより良い方法へ変えることによる業績への貢献度	会社の業績向上のために，各部門が達成すべき指標の目標達成度	各部門の業務を行うために必要な能力 ※部門別の知識・スキル	管理能力 問題解決力	リーダーシップ モチベーション コミュニケーション	行動規範に沿った行動の実現度
	↓	↓	↓			↓
	将来の業績貢献	現在の業績貢献	業績向上のための個人別能力			会社が目指す方向と行動の一致度

人事評価の結果が良い状態であれば，会社が目指す方向に沿って，良い業績を上げられるということになる。
そのためには，人事評価が適正に行われることが前提となる。

まうと，主観で評価することになってしまい，評価制度への信頼が失われる危険があります。

次に，個人の目標を設定するときには，方針管理で設定する個人別目標を業績評価の目標にすることが大切です。そうすれば，方針管理の実行を促進することができます。また，各個人の目標が達成されたときに，組織全体の年度目標を達成できることになるからです。

そして設定する目標は，達成しようという意欲が出てくるものである必要があります。達成が不可能と思えるような水準の目標では，最初から真剣に取り組む気持ちがなくなります。また，目標が未達のときにはマイナス評価をせず，プラスのときだけプラス評価にするという配慮も有効です。

▶2種類ある能力評価

能力評価には2種類あります。1つは，部門の業務を遂行するために必要

な知識などを問う業務遂行能力です。もう１つは，全部門共通の能力です。

　業務遂行能力については，各部門で必要な知識などを体系的に整理して，さらに年齢や役職などの階層ごとに，それぞれの能力の到達基準を決めることが理想です。看護部門では，ラダーと称して階層別に必要な能力を定めています。この能力の基準を人事評価に取り入れればよいのです。

　全部門に共通である能力は，大別するとマネジメントスキルとヒューマンスキルの２つです。さらに，マネジメントスキルは，管理能力と問題解決力に大別できます。管理能力として，PDCAを適切に運用できるかを評価します。問題解決力では，問題を発見して系統的に解決できる能力を問うのです。ヒューマンスキルの評価では，リーダーシップやモチベーション，コミュニケーションの領域での能力保有度を評価するのです。

　なお，組織内に教育制度を構築する場合には，能力評価の階層別の到達基準と連動させて，教育内容を定めるのが理想的です。

行動規範を実践するための態度評価

　態度評価では，積極性や協調性，規律性，責任性などを評価項目にしているケースが多いようです。しかし，企業理念と連動した行動規範を設定しているのであれば，行動規範の実践度を態度評価に組み入れるのが好ましいでしょう。人事評価の態度評価の評価点数が良好になれば，企業理念を実現できるという効果を得られるからです。

　また，行動規範は，職員に公開してもなかなか実践や定着が難しいので，人事評価の態度評価に組み入れると，人事評価のたびに行動規範を振り返る機会を得ることができます。

86 集団凝集性と目標一致度

> 部門と組織全体の目標一致度と部門内の人間関係が生産性を左右する。部門の意義を組織全体の中で定義し，さらに部門内部の人間関係が良好であれば，組織は活性化する。

▶部門内の生産性を左右する集団凝集性と目標一致度

　組織の生産性を上げる方法にはさまざまなアプローチがあります。生産性を上げるとは，同じ人数でより多くの仕事をするか，同じ仕事を少ない人数でやるということです。生産性を向上するための一般的な方法は，仕事のやり方を変えるというアプローチです。しかし，仕事のやり方を変えなくても，生産性を上げられる方法があるのです。

　部門内の集団凝集性を高めて，部門の目標と組織全体の目標の一致度を高めることによって，その部門の生産性を上げるというアプローチです。集団の凝集性というのは，メンバーの一体感なのですが，メンバー間の仲の良さと解釈するとわかりやすいでしょう。

▶仕事の意義を捉え直し，目標一致度を高める

　まず，部門の目標と組織全体の目標の一致度を上げるということについて説明します。組織が掲げている目標が，ある部門の活動の結果に左右されるという場合，その部門の目標は，組織全体の目標との一致度が高いということになります。

　しかし，組織の中には，さまざまな部門があり，すべての部門目標が組織の全体目標との間に，関わりがあるわけではありません。つまり，部門の目標の中には，組織全体の目標と関連性が薄いものがあるということです。目標の一致度を高めるといっても，自部門の目標を勝手に変えることはできま

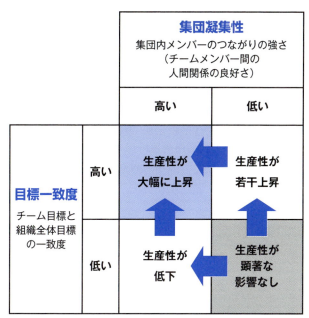

（ステファン・P・ロビンス，髙木晴夫　監訳：組織行動のマネジメント―入門から実践へ，p154，ダイヤモンド社，1997をもとに作成）

せん。では，こういう場合に，どうやって目標の一致度を高めればよいかについて考えてみましょう。

　たとえ話から，この解釈の糸口を導き出してみましょう。ある旅人がレンガ職人を見かけたので，何をしているかと聞きました。その職人は，「レンガを積んでいる」とだけ答えました。しばらく進んでいくと，またレンガ職人を見かけたので，同じ質問をしました。すると，その職人は，「大きな城の城壁を造っている」と答えました。やっている仕事は，双方ともレンガを積む仕事ですが，自分の仕事を「レンガ積み」と答える方法と，「城壁を造る」と答える方法があることがわかります。

　つまり，一見組織全体の目標と直接関わりのない仕事をしていても，その仕事の意義を大局で捉えれば，組織に不可欠の仕事として位置づけることができるということです。ですから，自分の部署の仕事について，大局で捉え

て，組織全体の目標に必要な仕事であると部門のメンバーに伝えることが，目標の一致度を高める効果があるということです。

▶チーム内の人間関係を良好にして，生産性を上げる

　集団の目標と組織全体の一致度を高めたら，集団の凝集性も引き上げることができれば，その2つの条件によって，部門の生産性を引き上げることができるのです。部門内の人間関係を良好にする方法には，さまざまなアプローチがあります。次項以降で，部門内の人間関係を良好にする着眼を解説します。

コラム　仕事＝能力×やる気

　「最近入社したA君は，やる気はあって積極的なんだけど，実力が伴っていないもんだからフォローが大変なんだよね」
　「うちに入ったBさんは逆でさ，能力は高いんだけど，どうもやる気が感じられなくて困っているんだ」
　などという話はよく聞くものです。仕事の成果は，その人の能力とやる気によって左右されます。能力もやる気も高ければ申し分ないのですが，そういう人材ばかりではないのが実情です。
　現在の能力は低いけれども，やる気がある人の場合には，能力を高めるための適切な教育を施すことが重要です。一方，能力が高いけれども，やる気がないという人材に対しては，異動も1つの手段になります。異動というと，部下のことばかり考えるかもしれませんが，時には上司を異動させることも有効なことがあります。部署の風土は上司によって決まるので，それが変わると部署の業績が急に良くなるということも起こりうるのです。
　さまざまな人材を有効活用し，組織全体の成果を向上させるためには，教育や配置についても検討する必要があるのです。

87

人間関係の接触度と好意度

> 人間関係を良好にするには，まずはコミュニケーションの頻度を上げることから始まる。

▌人との接触機会がお互いの好意度を左右する

　部門のメンバーを思い起こすと，挨拶をしたり，何かを話し合ったりするといった接触の機会が多い人と少ない人がいると思います。気の合う人や嗜好が似ている人とは，自然と接触の頻度が多くなり，人間関係も良好になることが多いのではないでしょうか。逆に話す機会の少ない人とは，人間関係も疎遠になり，コミュニケーションを取りにくくなる傾向があるのではないでしょうか。

　これは日常的によくあることなのですが，人との接触機会の多さは，相手との間の好意度を左右する傾向があるのです。つまり，接触する機会の多い人との間ではお互いの好意度が高くなり，逆に，接触する機会の少ない人との間では低くなる傾向があります。

▌接触頻度の両極化

　職場に限らず，プライベートの面でも，気の合う人とは接触の機会が多く，その人との人間関係が良好になっているケースが多いようです。逆に，気の合わない人とは接触の機会が少なくなり，人間関係が疎遠になる傾向があるようです。つまり，人は使える時間は限られているので，好意度の高い人との接触時間が長くなる傾向があり，逆に，好意度の低い人との間には，接触頻度がなくなっていく傾向があるようです。こういう状況は職場でも現れており，両極の状態になりやすくなります。

▶好意度を左右する1日の接触頻度

　ある調査によると，上司との1日の接触頻度が2回以下の場合と3回以上の場合で，好意度に2倍の開きが出たという結果が出ています。1日の接触頻度が2回というのは，朝の挨拶と帰社時の挨拶だけしかしていないということになりましょうか。朝夕の挨拶は，近所の人にもするような儀礼なので，接触しているとはいえないようです。

　朝夕の挨拶以外に，1回以上の接触をする機会があるということが，人間関係を良好にするということです。

▶日常の場面での接触頻度の高め方

　部門の中では，仕事をきっかけとした会話をする機会を作れると思います。何かを依頼しているのであれば，その状況を聞いたり，何かあれば手伝うということもできそうです。何かをやってくれた人であればお礼をいったり，また今度お願いしたいことがあるという相談もできそうです。

　こうして，職場のメンバー全員に対して，毎日声をかけられるようなきっかけを自分から作ることが大切です。相手からの接触を待つのではなく，自分から接触の機会を作るというスタンスで対応することが大切です。

88

人間関係の物理的距離と心理的距離

> 物理的距離と心理的距離は比例関係にある。人と人との物理的な距離が近づけば，心理的な距離も近づいて，人間関係を良好にできる。

▌物理的距離によって心理的距離が決まる

　人との間の距離によって，心理的距離が影響を受けることが証明されています。端的にいえば，近くにいれば心理的距離が近くなり，人間関係が良好になる傾向があるということでしょうか。

　この検証結果に基づけば，物理的距離を近づければ，その相手との心理的距離が近くなり，コミュニケーションが取りやすくなるということです。

▌近くの人との親近感が高くなる

　一般的に，近くにいる人との親近感が高くなるといわれています。

　この調査結果を応用して解釈すると，オフィスにおけるメンバーの座席に置き換えることができそうです。隣の人とはコミュニケーションを取るけれども，席が離れている人とのコミュニケーションはあまり取らないということです。ですから，定期的に席替えをして，多くの人と隣同士になる機会を作るというのも有効といえそうです。

　また，多人数が集まる宴会などでは，席を自由にすると，仲の良いメンバーが近くに座る傾向があるので，普段接触の機会のない人同士の座席を近くするなどの工夫をするだけでも，コミュニケーションが円滑になる可能性があるということです。

> **エドワード・ホールによる物理的距離**
>
> 15〜45cm：密接距離
> 45〜120cm：個体距離
> 120〜360cm：社会距離
> 360cm：公衆距離（他人の距離）

▎密接距離が心理的距離を近づける

　さらに相手との距離を近づけるとどうなるでしょうか。相手との距離が15〜45cmのケースを密接距離といいます。この距離にいると，人は親密な関係になる傾向があるそうです。公共交通手段で移動するときなど，隣に座ると間違いなく密接距離を実現できます。また宴席でも，テーブルに座るよりカウンターに座る方が相手との距離が近づき，密接距離になります。

　普段の生活で相手との距離を意識して，密接距離を実現できれば，その相手との人間関係を良好にできるということがいえそうです。

▎会議などでの公衆距離に留意する

　密接距離の対極にあるのが公衆距離です。相手との距離が360cm以上の場合，その相手との距離を公衆距離といいます。公衆距離というのは，見知らぬ人との間の距離です。例えば，夜道で見知らぬ人が歩いていたとします。その距離が360cm以上離れていれば，その人を気にすることはないということです。しかし，その人との距離が近づいてくると警戒心を持つのではないでしょうか。

　この公衆距離を部門の中に当てはめて考えてみましょう。大きな会議室で，ロの字型で着席したとします。すると，一番遠い人とは，公衆距離になる可能性があります。そんな場合には，話が折り合わないと，お互いに厳しい指摘をすることはないでしょうか。そんな会議でぶつかり合った人であっても，会議の場が終わり，密接距離になる機会があれば，会議のときの緊張した人間関係とは違った雰囲気で話ができることもあるのではないでしょうか。

89 態度類似度と好意度

> 相手を肯定すれば人間関係は良好になる。接する相手との対話において，妥協ではなく意見の一致度を高めると，人間関係が良好になる。

▶意見の合う人への好意度が高まる

　意見の合う人との会話は面白いものです。逆に，意見の合わない人との会話は，面白いかどうかの前に，会話が続きそうもありません。ということは，意見の合う人とは会話が続き，接触時間が長くなるのですが，意見の合わない人とは話すこともなく，接触頻度が小さくなる傾向があるといえます。接触頻度の大小によって，心理的距離が影響されるので，意見が合うかどうかは人間関係を良好に取り持つために重要な要素といえます。

▶意見が合わないと好意度が下がる

　誰かと話をしているときに，こちらから話す内容を，話すたびに否定されてしまうと，会話が続きません。その人とは，会話をしようという気がなくなってしまうでしょう。例えば，誰かと食べ物の話をしていたとしましょう。ある食べ物がおいしかったといったときに，相手に「そんなものよく食べるな。食べるどころか見たくもない。その食べ物の話を聞くのも嫌だな」などといわれたらどうでしょう。その人とは，食べ物の話をすることは2度とないかもしれません。

　相手と意見が合うかどうかを，態度類似性といいます。そして，態度類似性が低いと，その人への好意度が低くなるという傾向が検証されています。つまり態度類似性が低いと，共通する話題が少なくなるので接触頻度が下がってしまい，やがて好意度が低下するといえるのです。

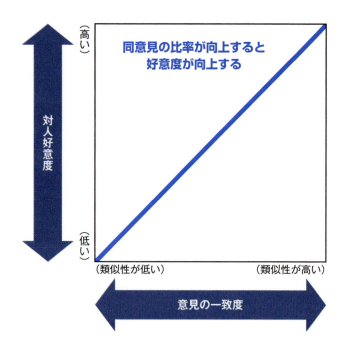

▶妥協せずに，意見の一致度を上げる

　意見の一致度が低ければ，好意度は下がり，逆に，意見の一致度が高ければ，好意度は高くなります。相手からの好意度を上げたければ，意見の一致度を上げればよいということになります。しかし，明らかに自分の意見と違う話をされると，一致させるのは難しいものです。では，どうすればよいのでしょうか。

　そんな場合は，否定すると好意度が下がるので，否定しなければよいのです。しかし，賛成できないことに賛成を表明するのは，嘘であるか自分の意見を変えることになってしまいます。そんなときには肯定も否定もしなければよいのです。例えば，相手が自分の嫌いな食べ物を好きだといったとします。そんなときに，嫌いとはいわず，そして，好きともいわないのです。今まであまり食べたことがなかったけれど，どんな点がおいしいのか聞いてみるのです。さらに，今度食べてみようといえばよいのです。このいい方に嘘

はありません。自分の意思表明を工夫するだけなのです。

　この例のように，職場での会話を工夫してみると，これまで意見の一致度が低くて会話の機会もなかった人と，新しい目線での会話の機会を生み出すことができます。そして，意見の一致度を高めていけば，お互いの好意度が高くなり，人間関係を良好な状態にできる可能性が出てきます。

> **コラム　こんなに面白い経営理念**
>
> 　今の時代，ほとんどの企業がホームページを持っています。多くの場合，その中に「経営理念」の項目がありますが，よくよく見てみると，意外と面白いのです。
> 　例えば，ユニクロを運営しているファーストリテイリンググループの企業理念は，「服を変え，常識を変え，世界を変えていく」と記されています。山口県の個人洋服屋から始まった同社ですが，ただ洋服を売るだけの会社ではないのだという壮大な思いを感じます。
> 　また，「結果にコミットする」のキャッチフレーズで有名なRIZAPグループの経営理念は，「『人は変われる。』を証明する」ですが，聞くと腑に落ちます。最近では，アパレル会社を積極的に買収していますが，その理由は体型が変化した人にピッタリの服を提供するため，ということで，企業としての筋道が通っていることがわかります。
> 　経営理念には，創業者の強い信念や思いが反映されているものです。自法人の経営理念ができた背景や1つ1つの言葉の意味をじっくりと聞いてみると，経営改善の糸口を見つけられるかもしれません。

90

ビジョン主導型リーダーと業務主導型リーダー

> 水平的に任用されるとビジョン主導型リーダーになり，垂直的に任用されると業務主導型リーダーになる傾向がある。業務主導型リーダーは，ビジョン主導型リーダーの行動的特徴を取り入れることが有効である。

▶ 任用背景によるリーダーシップのスタイルの違い

部門管理者は，前のポジションによってリーダーシップスタイルが影響される傾向があります。下からの昇進によって垂直的に任用される業務主導型リーダーと他部門からの異動によって水平的に任用されるビジョン主導型リーダーには，どのようなスタイルの違いがあるかを考えてみましょう。

▶ 業務主導型リーダーの行動的特徴

業務主導型リーダーの場合，その部門の仕事に関する知識やスキルが，その部門の中でずば抜けて高いことが多いようです。ですから，部門をより良い状態にしようと思ったときに，自分自身がどうあるべきかを考え，自らの考えを部門のメンバーへ浸透させるという方法を取ることが多いようです。

このスタイルを取っていると，優秀とはいえ，そのリーダーの発想以外の着眼が生まれにくくなります。さらに，部門内のメンバーは，優秀なリーダーの指示を待つ受動的な体質になってしまう傾向があり，次のリーダーが育ちにくいという事態に陥りやすくなります。

リーダーに，時間的なゆとりがあれば，リーダーが部門の最適な状態を構想し，部門のメンバーに対して，その実現に向けた指示をすることになります。しかし，リーダーに時間的なゆとりがなくなってくると，リーダーが気づかなかったことが放置されるなどという事象も起こりやすくなります。

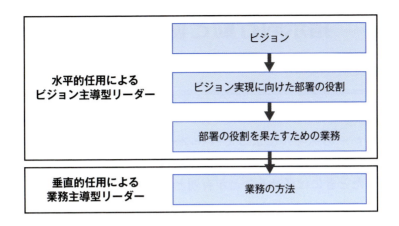

▌ビジョン主導型リーダーの行動的特徴

　ビジョン主導型リーダーの場合，所属する部門の業務の実態を掌握し切れていません。どの部門にも，所属して10年を超えるキャリアを持つ職員がいることが多いものです。ですからリーダーは，その部門でのキャリアの長い職員に対して，業務上の具体的な指示をすることはできません。部門内の実務は，部門内の職員に任せるというスタイルを取る傾向が強くなります。

　また，ビジョン主導型リーダーは，部門内の業務に精通していないので，部門内の業務を指導することはできません。部門を指導するにあたり，組織の中でのその部門の位置づけや役割を確認して，部門の役割を果たすように部門内のメンバーを指導する方法を取るのが一般的です。

▌業務主導型リーダーが留意すること

　ビジョン主導型リーダーは，組織の全体をさまざまな視点から捉える機会を持ってきていますが，業務主導型リーダーは，その部門を通して組織全体を見てきているので，全体最適の発想を持ちにくい傾向があります。そこで，他部門の人と接する機会を多く持つようにして，他部門が自部門に何を期待しているかを聞き出してくることが大切です。そして，他部門からの要望に応える方向に組織を運営するのが好ましいです。

91

指示的行動と協働的行動

> メンバーのスキルによってリーダーシップスタイルを変えよう。スキルが低いときには細部の指示が必要だが、スキルが向上したときには任せることが有効となる。

▎指示的行動と協働的行動による４つの行動スタイル

　本稿ではSL（Situational Leadership）理論に基づく４種類のリーダーシップを紹介します。

　リーダーの部下への対応方法には，指示的行動，協働的行動という２つの側面があります。指示的行動というのは，部下に対して細部の具体的な指示をするか，それとも方向を示すだけという指示の内容に関する側面です。協働的行動というのは，部下の仕事を手伝うように一緒にやるか，あるいは，部下に仕事を任せて自分は実務をしないという側面です。

　指示的行動と協働的行動には，それぞれ高い場合と低い場合がありますので，それらを組み合わせると４種類のリーダーのスタイルがあることになります。指示的にも協働的にも低いリーダーや，指示的には高いが協働的には低いなどのスタイルです。

　４種のリーダーシップスタイルに照らしてみると，自分やほかの管理者がどのスタイルであるか特定できるのではないでしょうか。また，この４種のスタイルは良しあしを判定するものではありません。では，４種のスタイルをどのように活かすのかを説明しましょう。

▎メンバーの成熟度に応じて，リーダーシップスタイルを変える

　リーダーは，メンバーの成熟度に応じて，リーダーシップスタイルを変えるべきであるというのが，この考え方の基本です。具体的にいうと，メン

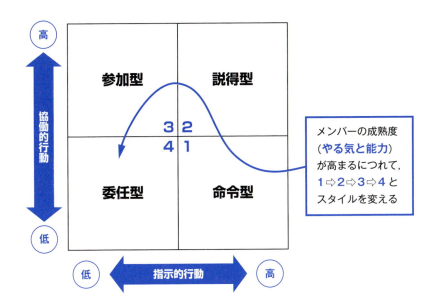

バーのスキルのレベルが低いときと高いときでは、リーダーの行動は変わるべきということです。

　例えば、メンバーのスキルのレベルが低いときには、リーダーはメンバーに細部の具体的な指示をしなければならず、メンバーの仕事ぶりを観察している必要があります。そのため、リーダーは仕事を手伝うという協働的行動はできません。つまり、指示的行動が高く協働的行動は低いスタイルになります。

　メンバーのスキルレベルが高くなると、指示的行動を高くしつつも、徐々に協働的行動として仕事を手伝い始めるかもしれません。さらにスキルレベルが高くなると指示的行動は低くなります。最終的には、指示的行動は低くさらに協働的行動の低い状態になるのです。つまり、メンバーのスキルレベルが高くなると、指示をする必要もなければ手伝う必要もないということです。

　スキルレベルが高くなっているにもかかわらず、いつまでも指示的行動を高くしていると、メンバーから嫌がられるということになります。ですか

ら，メンバーとの接し方については，自分の好きなやり方ではなく，メンバーのスキルレベルに応じたやり方に変えなければならないということです。

部署の成熟度によって，適切なリーダーを配置する

メンバーのスキルレベルが高くなっても，自身のリーダーシップスタイルが，高い指示的行動で低い協働的行動を変えることができない場合には，ほかの人がリーダーを担当した方がよいということになります。**メンバーのスキルレベルが変わったときには，自分自身のリーダーシップスタイルを変えて，自分がリーダーをやるか，自分がリーダーシップスタイルを変えられないならば，リーダーを変えるという選択を迫られる**ということです。

なお，この考え方の前提として，常にメンバーのスキルレベルを把握しておくことが必要です。

92

回避型モチベーションと接近型モチベーション

> 罰則による回避型モチベーションと褒賞によってやる気を引き出す接近型モチベーションの双方を理解し，使い分けよう。

▌回避型と接近型のモチベーションアプローチ

　人に期待する行動を取ってもらうには，回避型と接近型のモチベーションを示す方法があります。わかりやすくいえば，自動車の免許では，道路交通法を違反すると減点や罰金の処分になります。減点や罰金があるから道交法を守らなければと考える人も多いでしょう。いわば，嫌な状態になりたくないので悪いことはしないようにという回避型モチベーションです。

　一方，無事故・無違反を一定期間継続すると，ゴールド免許を入手することができます。自分もゴールド免許を欲しいと思い，道交法を守ることを強く意識する人もいるのではないでしょうか。これは，欲しいものを手に入れるために頑張る，欲しいものを手に入れる状態に近づけるという接近型モチベーションです。

　職場の中でも，悪いことをすると罰則があります。また，頑張っていると表彰されたり，賞金をもらえたりするケースもあります。つまり，モチベーションには，回避型と接近型の2つのアプローチがあるということです。

▌回避型モチベーションによる空回りに注意

　回避型モチベーションは，ルールを順守してもらう場合に有効なアプローチです。しかし，業績を上げるために，個人別目標を設定して未達だった場合，罰則を適用する対処をしている場合もあるかもしれません。メンバーのやる気がなくなることもあるかもしれないので，回避型モチベーションの乱用には注意が必要です。

接近型モチベーション
・目標に近づく行動を起こさせるモチベーション
⇨持続性がある
⇨目標が近づくと，急速に強くなる

回避型モチベーション
・目標から遠ざかる行動を起こさせるモチベーション
⇨持続性がない
⇨ある行動を起こさせないことには効くが，起こさせることには効かない
⇨緊迫した状況でなければ効かない

▎接近型によるモチベーションの持続

　頑張ると何かを手に入れることができるというのが，接近型モチベーションです。頑張った人がプラスの効果になり，それ以外はマイナスにならず現状通りなので，組織に大きなマイナスの影響はないかもしれません。しかし，接近型の褒賞を得られる人が全体でわずかな場合には，どうせ自分には無理だろうと，最初から頑張らない人が出てしまう危険もあります。

　ただし，接近型モチベーションの恩恵を受けることができる人を多くしてしまうと，頑張ることへの意義が薄くなってしまいます。

▎状況に応じて2つの使い分けを

　回避型モチベーションも，接近型モチベーションも，万能ではありません。しかしながら，場面によっては有効に機能することもあります。改善提案や目標達成活動，決められたルールを守る活動などにおいて，2つのモチベーション方法の中から，有効に機能しそうな方を選んで活用してみましょう。回避型と接近型のモチベーションを組み合わせて活用するという方法もあります。

93

難易度と回避型モチベーション

> メンバーが取り組んでいることの難易度に応じて接し方を変えるためには，相手のスキルの理解が第1歩である。

▼取り組みの難易度とミスの発生

　ネズミを用いた実験により，動機づけには罰やストレスなどがある程度あった方が効率が上昇するというヤーキーズ・ドットソンの法則を紹介しましょう。

　実験では入り口が1つで出口が2つの土管を準備します。出口はそれぞれ明るさが違っており，明るい方に行けばえさをもらえる仕組みです。そこで，2つの出口の明暗がはっきりしているケースと明暗がわかりにくいケースを設定します。さらに，それぞれのケースに対して，ネズミが嫌いな水に沈めるという回避型モチベーションを強く与える場合と弱く与える場合の4つのパターンに分けます。さて，この実験から，何がわかったでしょうか。

▼回避型モチベーションが有効なケース

　2つの出口の明暗がはっきりしている場合には，水に沈めるという回避型モチベーションを適用すると，ネズミは間違えることなく明るい方に行く傾向があるとのことです。逆に，明暗がわかりにくい場合には，回避型モチベーションを適用すると，ネズミにミスが多くなったとのことです。

　つまり，回避型モチベーションを適用すると，取り組んでいることが簡単な場合にはミスが少なくなり，取り組んでいる内容が難しい場合にはミスが多くなるということです。

▼寛容な対応が有効なケース

　2つの出口の明暗がわかりにくい場合には，水に沈めるという回避型モチ

		回避のモチベーション （水に沈める時間）	
		小 （短い）	大 （長い）
難易度 （左右の明るさの程度）	難 （小さい）	難しいことは緊張しない方が間違いが少ない	難しいことは緊張すると間違いが多い
	易 （大きい）	簡単なことは緊張しないと間違いが多い	簡単なことは緊張した方が間違いが少ない

ベーションをしない方が，ネズミはミスをしなくなるとのことです。しかし，2つの出口の明暗がはっきりする場合には，回避型モチベーションを適用しないと，ネズミのミスは増えるとのことです。

　つまり，取り組んでいることが難しい場合には，回避型モチベーションを適用しないとミスが少なくなり，取り組んでいることが簡単な場合には，回避型モチベーションを適用しないとミスが多くなるということです。

▶回避型モチベーション向上には相手のスキルの理解が必須

　これらの実験結果から，取り組んでいることの難易度と回避型モチベーションの関係について，納得できる点もあったのではないでしょうか。

　ただし，この実験結果を業務に活かそうとする場合，重要な前提があります。それは，相手のスキルレベルを把握しておくという点です。自分にとって簡単なことでも，相手にとっては難しいということがあります。自分にとっての判断で，相手に回避型モチベーションを適用すると，相手が逆の反応をする危険があるのです。逆の反応とは，いつもなら間違えなさそうな点を間違えてしまうということです。

94

衛生要因と動機づけ要因

> マイナスをゼロにするだけの衛生要因とプラスに発展させる動機づけ要因がある。職場にはさまざまな不満や要望があるが，不満を解消することとやる気を高めることは別の次元で捉えよう。

▶不満や要望の2つの類型

　職員がひそひそ話をしているときは，職場の不満や要望を話し合っていることが多いようです。よく耳にする不満や要望といえば，休みが少ないとか，残業が多過ぎる，給料が安い，もっとやりがいのある仕事をやりたい，昇進して手当を欲しいなどでしょうか。

　大別すると，今の状況に感じている不満とこうありたいという要望に分けられます。不満として感じている点を衛生要因といい，要望に分類できることを動機づけ要因といいます。この2つの要因をどう扱っていけばよいかについて考えてみましょう。

▶不満が解消しても，やる気が高まらない衛生要因

　衛生要因とは，今の状態に対して感じている不満と解釈できます。これらの衛生要因は，対応することによって不満を解消することはできるのですが，解消してもやる気が高まるものではないといわれています。

　衛生要因に，「給与」が入っている点に注目しましょう。恐らく，多くの人がより多くの給料を欲しいと思っているでしょう。つまり，今の給料に不満を感じているということです。しかし，給料は衛生要因なので，給料を引き上げることで不満は一時的に解消するけれども，やる気が高まることはないということになります。確かに，給料が上がっても，より多くの給料をも

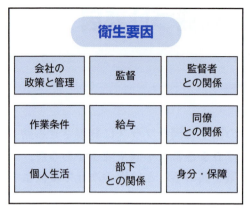
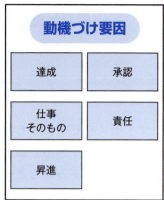

らっている人のことが気になってしまい，もっと欲しいといい始めるかもしれません。

▌満たされると，やる気が上がり続ける動機づけ要因

　不満を解消する衛生要因に対して，満たせば満たすほどにやる気が高まる要因があります。それが動機づけ要因です。仕事への達成感や自分が承認されること，仕事そのもの，責任ある状態などは，満たされるほどにやる気が高まる要因といわれています。

　ですから，職員の口から漏れる不満に過敏になって，その解消に努めても，不満はいわなくなりますが，職員のやる気は高まらないということです。職員のやる気を引き出すには，動機づけ要因に着目することが大切です。

95 動機づけ要因の期間と効果

> 達成感を感じて承認されると，人は頑張ることができる。2週間程度でできることを指示し，成功させてほめて，また次の指示を出すという繰り返しが，やる気を持続させる。

▼動機づけ効果のある5つの要因

　前項で，人が口にする不満や要望は，衛生要因と動機づけ要因に大別できると述べました。衛生要因は，可能な限り解消することが大切ですが，解消してもやる気が高まることは期待できないのです。ではやる気を高めるには，どうすればよいかという点について考えてみましょう。結論からいうと，動機づけ要因を満たせばよいのです。

　では，動機づけ要因を確認しましょう。仕事を達成することによる「達成」，自分の行動や成績が組織で認められる「承認」，自分が担当している「仕事」そのもの，自分の裁量範囲における「責任」，地位の上がる「昇進」，これらの5つが動機づけ要因です。

▼動機づけ要因の効果の大きさと持続性

　5つの動機づけ要因は，その要因による動機づけの効果の大きさと動機づけることのできる期間の2つの要素でみると，反比例の関係にあることがわかります。つまり，動機づけ効果が大きい要因ほど，その要因の効果が持続する期間は短いという傾向です。その逆に，動機づけ効果の小さい要因は，効果が持続する期間が長くなるのです。

　また，動機づけ効果の大きい要因には，達成と承認があります。達成と承認は，表裏一体の関係にあるともいえそうです。つまり，何かを依頼して達成してもらったときに，相手は高い動機づけの状態になるのです。そして，

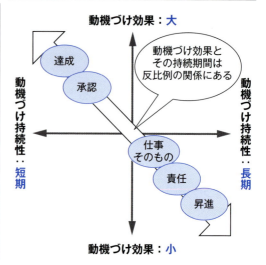

動機づけ5要因	定義
達成	自分の目標を達成することによる満足感
承認	自分の行動や成果が組織の中で認められることによる満足感
仕事そのもの	自分が担当している仕事における満足感
責任	自分の裁量で推進できる責任範囲が拡大することによる満足感
昇進	職位が上がることによる満足感

その際，達成について承認すると，動機づけ要因がさらに加わり，より強い動機づけの状態になります。相手のやる気がとても高くなるということです。

▌達成と承認によるモチベーションのスパイラルアップ

では，達成や承認によって，動機づけ要因の効果が得られる期間はどの程度なのでしょうか。心理学の世界では，2週間以内を短期と定義しているようです。そこで，達成できそうなことを依頼して，達成したら承認するという接し方をするのです。この1つのサイクルを2週間に1回のペースで進めていくと，常に動機づけ要因が刺激されて，高いやる気を持続することができるということになります。

周囲のメンバーや部下に対して，2週間に1度を目安に何かを依頼して，依頼したことが完了するときにはその結果を承認するということを繰り返してみましょう。

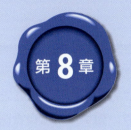

効果的なコミュニケーション

改革の推進過程は人への説明，人の説得の連続といえます。本章では，人との接し方のセオリーや説得力を高める考え方を解説します。

96 聞いたこと，聞くべきこと

> 相手が実際に話したことは，聞くべきことの1/3に過ぎない。ほかにないか問いかけ，相手が新たな着眼を思いつくような対話を心がけよう。

▶ **相手から聞いたこと，相手から聞くべきこと**

　職場でメンバーと良い関係を築くには，自分が相手に話をする前に，相手の話を聞くことが大切です。相手が，何を考えているかを知って，それを踏まえて，相手への対応を考えるのが好ましいからです。では，人の話を上手に聞くには，どうすればよいかを確認しましょう。相手が話し終えるまで一切口をはさまず，ただじっと黙って聞き続けたとします。さて，このとき，相手の話をどれだけ聞けたでしょうか。結論からいうと，聞くべきことの1/3です。

　相手の話を聞くということについて，聞くべき内容を幅広く考えてみましょう。まず，相手が口から話したこと，次に，相手が話そうとしていたけれども，話し忘れてしまったことがあります。相手が話し忘れたことは，いうまでもなく聞くことができないということになります。さらに，会話が弾んでくると，会話をしながら何かを思いつくということがあるかもしれません。

　つまり，聞くべきこととしては，相手が話したことに加え，話し忘れていること，さらに会話によって思いつくことの3種類あることがわかります。

▶ **いい忘れていることを聞き出す**

　皆さんは，誰かと話し終えたときに，いい忘れたと思うことはありませんか？　話そうと思ってメモ書きにしていたのに，切り出せなかったというこ

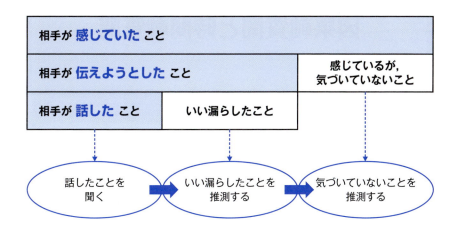

ともあるかもしれません。つまり，人には，いい忘れが発生するということです。

では，どうすれば相手から聞き出せるのでしょうか。とても簡単な方法ですが，話の途中で，「ほかに何かありますか？」，「話そうとしていることがあれば，何でも教えてください」などと切り出せば，相手がいい忘れていることを聞き出せる可能性は高くなります。

▍感じていることを思いつかせる

誰かと話をしているとき，会話が弾んで，その中で何か思いつくことがあると思います。その際，今思いついたこともいっておいた方がよかったと感じることもあるかもしれません。例えば，患者や利用者に何かを説明する際に，関係者から伝えた方がよいことを聞いていたとして，その場の会話で伝えるべきことを思いつくということです。

では，会話の相手に，感じていることを思いついてもらうにはどうすればよいのでしょうか。相手との会話のリズムを合わせたり，上手な相づちを打つなどで，相手が気持ちよく話をできる雰囲気をつくることが有効です。同じ時間で聞き出せる情報量が多くなるのです。

97

因果軸質問と時間軸質問

> 人の話を聞くときには，因果軸と時間軸で考えれば質問したいこと，聞きたいことが湧いてくる。

▎質問しない日本人

　研修やセミナーなどの後で司会者が，「何か質問をどうぞ」と促しても，会場から質問が出てこないことがあります。こういった場合，質問することがあっても質問しないケース，質問することが思いつかないケースに分かれるのでしょう。

　本稿では，質問することが思いつかないというケースについて，どうすれば思いつくようになるかについて考えてみたいと思います。

▎受動的な聞き方と能動的な聞き方

　前述のように，研修やセミナーなどで質問を促しても，誰からも質問が出ないことがあります。一方，筆者がコンサルティング支援している組織で制度変更などに関して説明すると，あふれるようにさまざまな質問が出てきます。この違いは何でしょうか。

　制度変更などの説明会では，説明された内容を実際にやらなければならないから，わからない点を質問するのでしょう。ということは，研修やセミナーで質問が出てこないのは，その内容を実際にやってみようという気持ちで聞いていないからかもしれません。

　人の話を受動的に聞いているだけであれば，何を話したか正しく記憶すればよいだけです。しかし，説明されている内容を自分が実際にやるつもりで聞いたり，自分ならほかの人にどのように説明するかを考えながら聞くなど，能動的に考えながら聞いていると，わからない点が出てくるものです。

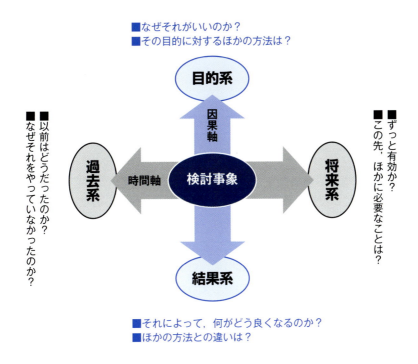

つまり、受動的に聞いていると質問したいことは出にくく、能動的に聞いていると質問したいことが出てくるということです。

因果軸から質問する

次に、質問することを見つけ出すには、どうすればよいかという点を考えてみます。人の話を聞くときに、因果軸に沿って考えてみると、質問したいことが出てくることが多いようです。因果軸で考えるとは、目的と結果の方向で考えてみるということです。

まず、目的や背景から考えてみましょう。説明されていることについて、なぜそれをやるのかという点を考えるのです。そして、その目的や背景をもとに改めて手段を考え、ほかに良い方法はないかという点を考えます。そして、ほかの手段がある中で、なぜ今説明されていることを選択したのかを質問するのです。

また，結果について考えることも有効です。説明されていることを行うと，何が良くなるかを考え，良くなることに対して，ほかの手段がないかを考えてみるのです。

▌時間軸から質問する

　時間軸で考えてみても質問の糸口をつかむことが可能です。説明されていることに対して，以前はどうだったかを考えてみるのです。また，なぜ説明していることを以前からやっていなかったのかを考えてみるのです。そして，説明していることをやるのが，なぜ今なのかを考えるのです。

　また，将来も考えてみます。例えば，説明していることが，この先も有効なのか，説明していることを進めていくにあたって，加えて必要なことはないかを考えてみるのです。このように，さまざまな視点で考えてみると，知りたい点が出てくるものではないでしょうか。

98

経験的対応と特性別対応

> 自分の経験に基づく対応は，相手に支持されない!? 人は自分が体験したことを相手に与えることが多いが，それは間違いであり，相手に合った対応が有効だった。

▌体験的指導の落とし穴

　自分がされたくないことを，他人にしてはいけない。そんな指導を受けてきた人が多いのではないでしょうか。裏返せば，自分がしてほしいと思うことを，相手にしてあげるということになります。さらに，人を指導するときには，自分が指導された方法を適用するという人も多いのではないでしょうか。

　さて，この考え方は正しいのでしょうか。この考え方は，自分と相手の価値観が同じであることを前提にしています。本稿の結論をいうと，自分がしてほしいと思うことと，相手がしてほしいと思うことは，必ずしも同じではないという点になります。

▌人を動かすための3つの接し方

　職場のメンバーや部下に対して何かを依頼する場合には，相手のタイプによって接し方を変えると有効といわれています。日本能率協会マネジメントセンターの適性検査「V-CAT」によれば，人は，どのように依頼されるとやる気が出るかという点で3つのパターンがあります。

　1つ目は，指示を受けるときに，「あなたはどう考えますか？」と自分の考えを聞かれると，やる気が出るというパターンです。2つ目は，指示されるときに，「一緒にやってみよう！」といわれると，頑張ろうという気持ちが出てくるパターンです。3つ目は，指示を受けるときに，「君ならできるよ！

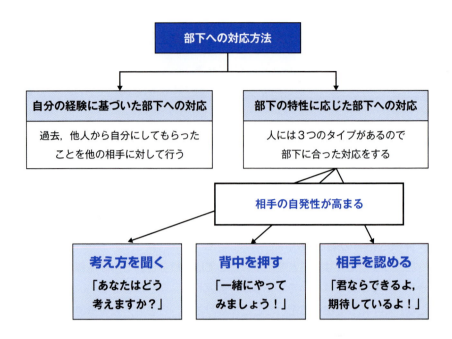

期待しているよ！」などと自分が認められていると感じたときに，やる気が出てくるパターンです。

　人によって，3パターンのどれかに該当する傾向があるようです。そのため，1つ目のパターンの人に，別のパターンによる対応をしても，その人のモチベーションは高まらないということになります。

▶相手のタイプを見極めた接し方の選択

　組織で仕事をすることとは，やるべきことをメンバーや部下に指示して，その内容が完遂されることといえます。仕事を指示したときに，指示を受けた人がやる気を持って取り組むことが成果の有無や大きさを左右します。

　メンバーや部下が，より前向きにやる気を出してくれるようにするには，前述しているパターンに基づいた接し方をすることが有効です。つまり，相手のパターンを見極めて指示することで，相手がやる気になるのです。

99

自分が知っている自分と相手が知っている自分

> 人にいえないようなことはしない。人からの指摘は素直に受け入れる。何でも話せて，何でもいってもらえる関係が人間関係の理想形である。

▼自他ともに知る，自分の姿

　古くからのつき合いで，何でもいい合える関係で，意気投合する人がいたとします。そういう人と自分との関係を振り返ってみると，相手は，自分の長所や短所などをすべて知っていることもあるのではないでしょうか。さらに，相手に対して隠し事もなく，何でもざっくばらんに話せる関係になっているのではないでしょうか。このような場合，人間関係は良好であるケースが多いようです。

　このとき，自分が知っていることで相手に隠していることが少なく，自分が気づいていないことを相手から指摘してもらっているので，相手が自分について知っていることを自身も知っているという状態になります。この状態のとき，自分と相手の人間関係が良好になる傾向があるといわれています。

▼開かれた窓の大きさが，人間関係を左右する

　図に示した4つの窓の中で，左上の窓の大きさが大きいほど，人間関係が良好になるといわれています。ですから，自分が知っていることを相手に話していない場合や，相手が自分に対して知っていることをいってくれていない場合には，自分と相手の人間関係が好ましくない状態になるのです。

　ですから，自分と相手との人間関係を良好にしたければ，「開かれた窓」の部分を大きくすることを心がければよいということになります。

	自分が	
	知っている	知らない
相手が 知っている	開かれた窓 開放領域	気づかない窓 盲点領域
相手が 知らない	隠された窓 隠蔽領域	閉ざされた窓 未知領域

▶何でも話して，何でも素直に聞いてみる

　自分と相手との人間関係を良好にするには，自分が知っていることを，相手に何でも話してしまうということが有効となります。

　また，自分自身に対し，ほかの人が感じている点を聞くという姿勢も大切です。時折，自分の良い点や悪い点について，見えるところや感じるところを話してもらえるように促すことが必要になります。例えば，今日は何でも話してほしいなどと投げかけて，いろいろと聞くのです。しかし，何でもいってほしいといいつつ，話の途中で否定したり，聞くのを嫌がる態度を示してしまうと，相手は2度と話してくれなくなりますので，注意が必要です。

100 説得の構造（主張，論拠，事実）

> 主張したいことに対して，論拠とそれを裏づける事実を説明すれば，説得力は飛躍的に向上する。

▎日々の仕事は説得の連続

メンバーに何かを依頼する，上司の了承を得る，患者や利用者の了承を得るなど，日々の仕事は説得の連続といえそうです。仕事がうまくいくかどうかは，説得する主張を了承してもらえるかにかかっています。そこで，どういう方法で説得の内容を組み立てると効果的に説得できるかについて考えてみましょう。

▎事実と論拠によって人は説得される

説得というのは，自分の主張を相手に納得してもらうことと解釈できます。相手がどうすれば，こちらの主張に納得するか考えることが説得です。では，主張を納得してもらうにはどうすればよいでしょうか。

端的にいうと，論拠と事実が明確であれば，主張が納得されることになります。論拠というのは，理論や原則などです。事実というのは，論拠を裏づける実態や数値です。つまり，人を説得したければ，説得するべき主張に対して，主張の論拠とそれを裏づける事実や数値を準備すればよいということになります。

では，例文で事実と論拠，主張の関係を確認しましょう。最近太り気味だと気にしている人がいるとします。その人がこってりしたものを見て，食べるかどうか悩んでいたとしましょう。その人にこってりしたものを食べないように説得するには，どのように伝えればよいでしょうか。まず，その食べ物は，1日の必要カロリーの半分もあるという事実を示します。そして，カ

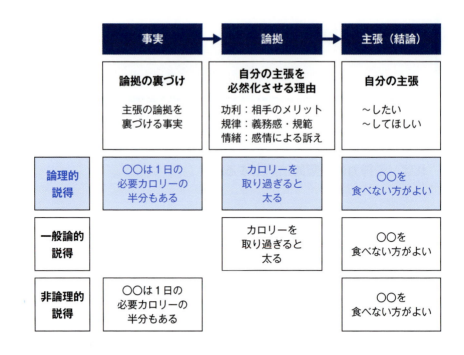

ロリーを取り過ぎると太ってしまうという論拠を示します。そのうえで，その食べ物を食べない方がよいとアドバイスします。このとき，事実と論拠に基づいて主張されているので，説得力が高いといえます。

▶事実が抜けると説得できない

　主張の説得力を高めたければ，主張の論拠と事実を明確にすることが必要と説明しましたが，事実や論拠が欠落していると，その主張の説得力が低くなります。先ほどの例文で，事実が抜けた状態を確認してみましょう。

　食べ物のカロリーをいわずに，カロリーを取り過ぎると太るという論拠を説明して，そのうえで，食べない方がよいと主張することになります。この場合，その食べ物のカロリーを説明していないので，食べてしまう可能性が高くなるのです。つまり，事実が抜けると，主張の説得力が弱くなるのです。

　なお，事実を説明するときには，具体的な事象や数値で説明すると効果的です。

▎論拠がなければ説得できない

　同様に，論拠が抜けた場合も確認してみましょう。

　食べ物のカロリーがどのくらいあるかという事実を説明し，そのうえで，食べない方がよいといってしまうのです。この場合，カロリーを取り過ぎると太るという論拠を説明していないので，食べてしまう可能性が出てくることになります。

　これらの例文でわかるように，事実や論拠が抜けてしまうと，その主張には説得力がなくなることがわかります。日常的な会話で，事実や論拠が抜けた文章で，人を説得しようとしていることがあるかもしれません。その場合，説得力がなくなることを肝に銘じたいものです。

101

異論と反論

> 説得力に論拠と事実は大切だが，それでも出てくるのが異論と反論であり，否定できる材料を準備することが大切である。

▼説得力を高めても，異論や反論が出てくる

　事実と論拠を踏まえて，主張を伝えても，残念ながら主張が通らないことがあります。主張が了承されないケースには，2つあります。それは，異論と反論が生じる場合です。

　異論とは，主張に対して，異なるアイデアを提示されてしまうケースです。例えば，「Aを買いたい」という主張に対し，「Bを買いたい」という意見が出てくるケースです。

　反論とは，主張を否定されてしまうケースです。例えば，「Aを買いたい」という主張に対して，「何も買わない」といわれてしまうケースです。

　一生懸命に準備をして主張したときに，異論や反論が出てしまうとがっかりすることもあろうかと思いますが，一般的には多くの場合，異論と反論が出てくるものと考えておく方がよいでしょう。では，異論や反論に対してどう対処すればよいか考えてみましょう。

▼異論を想定した説得の勧め

　異論が出てくることに備えるには，説得の段階で，異論が発生しそうな点について，主張の案に対して異論も一覧しその比較のうえで，主張の案が最適であると説明すればよいのです。

　しかし，自分の主張において，どの部分に異論が生じるかを正確に想定することが必要になります。先ほどの例でいうならば，AとB，Cのどれを買うかという点，また，X社とY社のどちらから買うかという点，さらに，今す

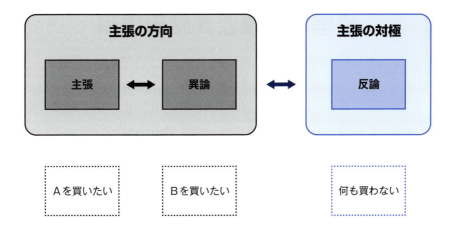

ぐに買うのか，しばらくしてから買うかなどと，異論の生じそうな箇所を洗い出してみることが大切です。

そして，異論の生じそうな箇所については，主張の内容がなぜ良いのかを説明できるようにしておくのです。そうすれば，主張に対して，異論も比較したうえで，主張の内容を説明しているといえるのです。

▶反論を想定した事前検討の勧め

反論が出てくることに備えるには，主張を否定される場合を想定しておくことが必要です。そして，主張を否定する場合，その理由にどのようなものがあるかを考えておくのです。

そして，主張を否定される際の理由を否定できる題材を準備することが必要になります。例えば，「Aを買いたい」という主張に対して，「何も買わない」という反論を想定した場合，買わないというのはなぜかという点を考えておくのです。そして，買わないという理由に対して，買った方がよいという論拠と事実を準備するのです。

102

論理的主張と共感的主張

> 論理的な説得だけでは納得してくれない人の場合，ストーリーテリングによる共感的主張を交えよう。

▎論理的な正しい選択をしないときがある!?

　人を説得するときには，事実と論拠を踏まえた主張を考えて，さらに異論や反論を想定した準備もしておくことの大切さを説明しました。しかし，論理を固めて主張をしても，了承してくれないことがあるようです。これは，自分が意思決定をする立場であることを振り返ってみると，理解いただけるのではないかと思います。

　自動車や住宅の購入など，高額の支出を伴うことを決めるときを考えてみましょう。そのような場合，複数の選択肢を調べて価格や機能などを比較すると思います。通常，さまざまな条件では最上位に位置づけられる選択肢を選ぶはずなのですが，実際には最上位ではない選択肢を選んでしまったということがないでしょうか。つまり，一番良いものではない選択をしたということです。

　これは，どういうことなのでしょうか。事実や論拠で正しい選択肢を見つけ出しているにもかかわらず，最上位ではない選択をすることもあるかもしれないということですね。ということは，論理だけでは人を説得できない場合もあるということなのです。

▎わかる説得と行動を誘発する説得

　事実や論拠を固める説得をすると，最も好ましい選択肢がどれであるかを特定することはできます。事実や論拠を整理すると，どの選択肢が最適であるかがわかるのです。しかし人は，意思決定をするときに，どれが好ましい

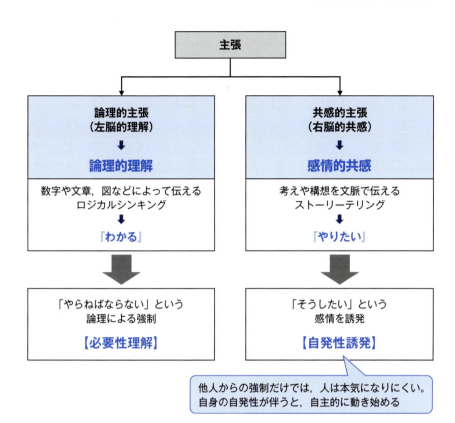

という判断とともに，どれをやりたいかという気持ちが出てくることがあるようです。つまり，最適な選択肢がAであることはわかったけれども，Bをやってみたいという気持ちの現れです。

　すると，人を説得するときには，論理だけではなく，相手の感情に訴えてみることも有効だということになります。

▼大義への共感が生み出す効果

　組織の中で誰かを説得する場面と思い起こすと，組織の上位者を説得する場合，他部門を説得する場合，部門内のメンバーを説得する場合，組織外の患者や利用者を説得する場合，業者などを説得する場合など，さまざまな場

面があると思います。そのときに，論理による説得で了承してくれる場合もあるのですが，相手の価値観によっては，論理では説明しにくい選択肢を選択する場合があります。論理で説得できない場合を振り返ると，相手が社会的使命や組織の理想などの大義に基づいている場合が多いようです。

つまり，目先の損得だけではなく，大局的な見地から，何を選択するべきかを判断することもあるということです。目先においては損であっても，長期的な展望において有効と思えることを選択することがあるということです。そこで，説得を考えるときには，論理を整理するとともに，大局的な見地に基づく大義についても触れておくことが効果的となるでしょう。

> **コラム　思いが人を動かす**
>
> 　家具，インテリアでおなじみのニトリホールディングスは，北海道を本社とする会社です。苦労しながらも，順調に店舗数を増やしていったニトリは，メインバンクであった北海道拓殖銀行の破綻により，50億の社債を引き受けていたスイスの銀行からの返済を迫られ，倒産の危機に直面しました。社長は，新たな融資を受けるために，いくつもの銀行を回り，きちんと返済できるということを熱心に説明しましたが，どこもうまくいかず，途方にくれたそうです。そうこうしているうちに，いよいよ期日が迫り，最後の1行との交渉の場になって，方針を変えることにしました。つまり，論理的に返済可能性を説明するのではなく，将来のビジョンを語ったのです。それは，「アメリカでは，日本の1/3の価格で良質な家具が売られている。日本の家庭にも安価で質の良い家具を提供し，住環境を豊かにしたい」というものでした。これを聞いた当時の住友信託銀行の支店長は，その場で本店の承諾を取り，融資に応じたそうです。

103

分配型交渉と統合型交渉

> 自分の主張を勝ち取るためには，統合型交渉が有効である。分け合う形の着地でなく，新たなる選択肢を加える統合型交渉を目指そう。

▌交渉という観点から見ると，日々は交渉の連続

　組織の中においては，自分の主張を了承してもらうために主張の論理や大義を整理しても，相手には別の主張があって，どちらにするかという話し合いが行われることも多いと思います。それを交渉という表現で語る人もいるでしょう。日々の仕事は交渉の連続であるともいえそうです。

▌勝ち負けで語られる分配型交渉

　交渉というと，結果として勝ったか，負けたかという点で表現されることがあります。勝ち負けで表現される交渉を分配型交渉といいます。目の前にある事象に対して，利害関係を持つ当事者が，その取り分をどうするかを話し合い，その配分が決まるので，検討事象の分配を決める分配型交渉と呼ぶのです。

　分配型交渉をもう少し確認しましょう。例えば２人の女の子がいて，目の前に１つのミカンがあったとします。２人とも欲しいというので，母親がミカンを２人に分け与えました。これが象徴的な分配型交渉の結末です。

　普段の職場で目にする交渉は，これをやるのがＡさんとＢさんのどちらか，あるいは業者に対して10％の値下げを要求したいが業者は５％を希望しており，最終的に値下げ率を何％にするかといった交渉が多いのではないかと思います。これらが分配型交渉ですが，実は両者が納得することは難しいといわれています。では，どのような交渉をすればよいか考えてみましょう。

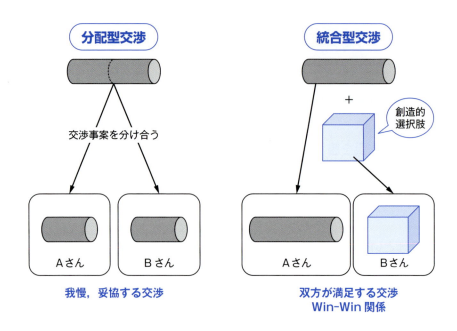

▶ Win-Winを目指す統合型交渉

　交渉する両者が納得するには，分配型交渉ではなく，統合型交渉が好ましいといわれています。統合型交渉というのは，交渉の当事者それぞれが，満足する結果を導く交渉です。両者がWin-Winになるということです。

　先ほどのミカンの例で，統合型交渉を考えてみましょう。1つのミカンを2人が欲しがっていました。そのときに，最初から分けるという方法を考えるのではなく，なぜミカンを欲しいかを聞くのです。そのとき，1人は，ミカンの皮でジャムを作りたいといったとします。もう1人は，おなかが空いているから何か食べたいのだといったとします。こんな場合には，ミカンを2つに分けるのではなく，1人には皮を，もう1人には中身をあげるという着地をすることができそうです。もしかすると2人とも満足するかもしれません。このとき，2人の女の子はWin-Winの関係になったといえます。

　統合型交渉を成功させるには，交渉の当事者が何を希望しているのかを聞き出し，目の前の交渉材料に新たな選択肢を見つけ出すことがポイントになります。

▶背後の利害関係者を視野に入れて，全体的な統合を目指す

　交渉に至ったときに，分配型交渉ではなく統合型交渉を目指すことが大切なのですが，もう1つ留意するべきことがあります。その交渉の当事者が誰かを確認することです。その交渉における利害関係者をすべて洗い出すのです。交渉は，2者の間で始まることが多いのですが，最終的には，ほかの利害関係者が出てくることが多いようです。

　また，先ほどのミカンの例で考えてみましょう。2人がそれぞれ皮と中身を受け取るという着地で納得したとします。ところが，そこにお兄さんが帰ってきたらどうでしょう。お兄さんも欲しいといい出すかもしれません。しかし，すでにミカンは女の子のおなかの中。実際，このようなことがよく起きています。

　この場合，どうすればよかったのでしょうか。交渉を開始した時点で，交渉の利害関係者を洗い出しておかなかったのが問題です。つまり，交渉の段階で，お兄さんも利害関係者として位置づけていれば，お兄さんの分も残しておくことができたのです。

　このように，交渉においては利害関係者を洗い出し，すべてがWin-Winの関係になるようにするために，どのような選択肢を準備すればよいかを考えるのです。これにより，関係者全員が納得する交渉が実現するのです。

104

Why重視プレゼンと How重視プレゼン

> 聞き手が納得するプレゼンの構成作成法。新しいことを説明するときには，なぜそれが必要かを語り，よくあることの場合は，具体的にどうするかに重点を置く。

▶ 主張するときに必要なWhyとHow

　職場の中では，人に何かを説明する場面がたくさんあります。伝達事項を伝える場もあれば，職場を改善するための内容を説明する場もあるでしょう。ここでは，改善の内容などを職場内で説明するときのポイントを考えてみましょう。

　何かを説明するときに，説明する内容を大別すると，WhatとWhy，Howの3つに分類できます。1つ目は，主張することが何かというのがWhatです。2つ目は，主張であるWhatが，なぜ大切なのかという点を説明するWhyです。3つ目は，主張であるWhatをどのように進めていくかというHowです。では，主張であるWhatに対して，WhyやHowをどのように説明することが重要であるかを説明します。

▶ 斬新なことを主張するときには，Whyに重点を置く

　職場の改善を考えると，これまでにやったことのない，新しい取り組みを始める場合と，職場の慢性的な問題を対象に改善する場合に分けられそうです。斬新なことに着手するときと，慢性的なことに取り組むときでは，その改善の内容を説明するときのポイントが異なります。

　では，斬新な改善の内容を説明するときのポイントを確認しましょう。結論からいうと，斬新な説明事象であるWhatに対して，なぜそれをやる必要があるのかという背景や理由のWhyを説明することが大切です。聞き手は，

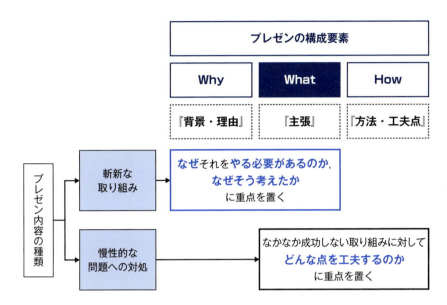

どうやってやるのかという実行段階への関心の前に，なぜそんなことをやる必要があるのかという点に疑問を感じるからです。

Whyの説明を受けて，なぜそれをやるのかという理由を理解した時点で，ようやくどのようにやるのかというHowへの関心が出てくるようです。

▶慢性的な問題解決方法を主張するときには，Howに重点を置く

職場には，過去から解決されずに発生している慢性的といえる問題があるものです。施設の整理整頓や書類のミス，食材のロスなど，改善しようと，何度も取りかかってはみたものの，解決されていない問題です。

こうした問題を解決するにあたって，職場のメンバーを集めて，解決の方法を説明する場面があったとします。こんなとき聞き手は，これまでにもいろいろと取り組んだけれども改善できなかったと，諦めの雰囲気になっていることも多いものです。

このような場面では，これまでとは異なる新たな着眼を織り込まなければ，問題を解決できないでしょう。ですから，職場のメンバーに，こうした

慢性的な問題の解決について説明するときには，今までとは異なる着眼を説明することが大切なのです。つまり，慢性的な問題を解決するような場面では，何をするかというWhatに加えて，具体的にどのように進めていくのかというHowの説明が重要ということです。

　人を前にして，何かを説明するときには，置かれている場と話す内容を踏まえて，説明する文章の構成を考えることが大切です。

コラム　自ら道を切り開くための説得力

　これまでのキャリアの振り返ってみてください。誰かを説得して，新しい取り組みを実現したという経験はどれぐらいあるでしょうか？

　医事課の職員が，査定・返戻が多い医師を説得する，といっても，あくまで診療報酬の制度を根拠にしたお願いに過ぎません。医療の現場における日常業務では，法律で決められていることや，ルール・手順が定められていること，それらに基づき指示されたことをミスなくこなすことが求められているのではないでしょうか。こうした内容は，反論の余地のない依頼であり，他人を説得する必要がないものが大半を占めているといえるのです。

　ところが，今後，地域における医療・介護の構想を実現していくとなると，自らが何をすべきかを考え，周囲を説得し，協力体制を作らなければ，物事が動いていかなくなります。相手を理解しながらも，自分の主張すべき点は譲らず，適切なプレゼンをすることが重要になるのです。そして，そのような能力を有する人材のいる法人が，これからの地域のリーダーシップを取っていくのです。

105

読むプレゼンと話すプレゼン

> プレゼンの準備を周到にすると，話すことを文章化することになる。「読む」だけだと相手は寝てしまうが，「話す」ことで聞いてくれる。

▌眠くなるプレゼンと眠くならないプレゼン

　人の話を聞いているときに，聞こうと思っているにもかかわらず，睡魔が襲ってくるときがありませんか。逆に，寝不足でとても眠いのだけれども，睡魔が舞い降りることなく，ちゃんと聞けたということもあるのではないでしょうか。

　聞き手が居眠りしてしまうのは，話し手の話し方で決まるケースが多いようです。職場で人を集めて，必要なことを話すのであれば，誰1人として居眠りせずに聞いてもらえるのが理想です。では，話を聞いてくれるようにするためには，何に注意すればよいかを考えてみましょう。

▌きちんと準備をする人が陥りがちな落とし穴

　皆さんは，セミナーや講演会，説明会などさまざまな場で，話す機会を持ったことはあるでしょうか。多くの人の前で何かを説明するにあたり，何を話そうかと考えて，話す内容を文章化しておく人もいるのではないでしょうか。文章化して読み上げてみれば，持ち時間の範囲内で話せるかどうかがわかるのでとても安心です。

　しかし，本番で話す内容を文章にしてしまうと，準備のジレンマが発生してしまいます。本番で話すことを文章にすると，単に読み上げるだけになってしまいます。つまり，下を向いたまま読み上げてしまうのです。人は，朗読調の説明を聞いていると眠くなるものです。その結果，せっかくの説明が

第8章 効果的なコミュニケーション

```
┌─────────────────────────┐      ┌─────────────────────────┐
│   読むプレゼンテーション   │      │   話すプレゼンテーション   │
├─────────────────────────┤      ├─────────────────────────┤
│  朗読調で聞いていると眠くなり, │      │ 本来のプレゼンの基本形であり, │
│     効果が小さい          │      │  聞き手に訴える効果が大きい   │
└────────┬────────────────┘      └──────────▲──────────────┘
         │                                   │
         │   ┌───────────────────────────┐   │
         │   │ 話そうとしていることを文章にして, │   │
         │   │    文章を読んでしまうと      │   │
         │   │    「読むプレゼン」になる     │   │
         └──▶│            ▼              │───┘
             │ 文章にした内容を箇条書きにして, │
             │   箇条書きのメモを見て       │
             │     プレゼンすると         │
             │    「話すプレゼン」になる    │
             └───────────────────────────┘
```

相手に伝わらないという事態が生じるのです。

▶話すプレゼンを成立させる方法

　何かを説明するときには，聞き手が眠くならないように話すことが大切です。端的にいうと，「読む」のではなく，「話す」ことが大切です。

　しかし，人への説明にあたり，丁寧に準備をしようと思えば，話す内容を文章化して読むというジレンマに陥ってしまいます。では，どうすればこのジレンマから抜け出せるでしょうか。1つの<u>有効な方法として，キーワードを探し，そこから内容を思い出して話すという方法</u>をお勧めします。

　話す内容を文章にした後で，文章の中からキーワードを探すのです。キーワードを探したら，それを抜き出し，キーワードだけを見て話します。この方法を取り入れれば，聞き手の方を見てしっかり話すことができます。

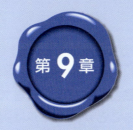

人の能力の引き上げ方

改革を推進するにあたり協働する人の能力が高い方が効果的です。本章では，人の能力の見方，高め方を幅広く解説します。

106

知識とスキル

> 知るだけで使える知識と，訓練が必要なスキルがある。知識は記憶の定着度を高めることが，スキルは訓練によって活かせるようにすることが重要である。

▌教育によって業績を引き上げる

　知らないことやできないことが多いよりも少ない方が，組織にとって良いはずです。例えば，工夫次第で加算を取れるということを知らなければ，収益の機会ロスを招いてしまいます。

　ですから，職員を教育し，能力を向上させることによって，組織の業績が向上するという考え方を理解しておくことは大切です。

▌記憶すべき知識と体得すべきスキル

　では，職員が学ぶべきもの，いい換えれば職員へ教えるべきものとは一体何かという点を考えてみましょう。職員が学ぶべきものは，さまざまな視点で分類することができます。まず，知識とスキルという区分について理解を深めましょう。

　知識とは知ることにより使えるものです。一方，スキルは，訓練によって初めて使える状態になります。ボウリングを例に説明しましょう。ボウリングで，どうしたらストライクを取れるかという点で考えたときに，本や指導者から投げ方を学んだとします。そのため，ストライクを取るにはどう投げればよいかという点はわかりました。つまり，ストライクの取り方という知識は習得したわけです。しかし投げ方がわかっても，すぐに習った通りに投げられるものではないでしょう。練習して，やがて習った通りに投げられるようになったとします。このとき初めて，ストライクの取り方をスキルとし

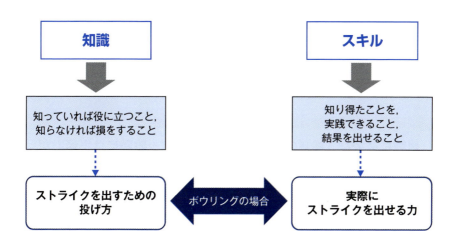

て体得したのです。
　このように、知れば使える知識と練習などで体得するスキルの違いを踏まえ、職員を教育することが大切です。

▶教えて習得度を問う知識

　診療報酬や介護報酬の加算の取り方などは、典型的な知識といえます。ですから、知ってしまえば、その直後から活かすことができます。その場合、教えた直後に、その知識をどれだけ記憶したかを確認することが大切です。一般的には、理解度テストと称して教育の直後に実施します。

▶教えて実践を通じて体得するスキル

　問題を解決する力やプレゼンテーションを上手に行う力は、スキルの領域といえます。これらについては、教育しただけでは、教えた内容を実践できるかどうかわかりません。そこで、教えた直後に練習や訓練を行い、職場で学んだことを適用してもらうことが大切です。実践内容を確認したうえで、教えたことが実践できるようになったかを確認するのです。
　また、スキルの教育において理解度テストをすることも必要ですが、その後、適用度を確認する点を意識することが大切です。

思考力，協働力，実務力

> 組織に必要な3種類の能力を理解しよう。一般職には実務力が求められるが，役職者になると思考力と協働力が求められる。

▶組織で学ぶべき3つの習得項目

　前項では，組織の中で学ぶべきことの性質の観点から知識とスキルという区分を説明しました。知識とスキルは，習得のための方法が違います。学ぶべきことの性質に対して，学ぶべきことの種類を考えてみましょう。学ぶべきことの種類には，コンセプチュアルスキルとヒューマンスキル，テクニカルスキルの3種類があります。これらを端的にいうと，思考力，協働力，実務力といえます。

　思考力と協働力の教育は，人事部門や総務部門が主管となって，全職員に対して実施するのが一般的です。実務力の教育は，各部門が主管となってその部門の職員に実施するのが一般的です。それぞれの部門の仕事を遂行するために必要不可欠な知識やスキルですので，すべての組織が必ず教育を実施します。一方，思考力と協働力は，組織内で系統的に教育されていないケースが多いようです。本項では，思考力と協働力について解説します。

▶経営管理知識とその統合力による思考力

　思考力は，論理的に考える力といえます。具体的にいうと，経営管理に関する知識とそれらの知識を現場で統合して適用するスキルといえます。

　経営管理知識とは，戦略論，組織論，マネジメント，アカウンティングなどの経営に関する知識です。こうした知識をなぜ学ぶのかというと，先人の成功や失敗に学び，将来に向けた成功確率を高めるためです。つまり，経営管理知識は，組織の成功例や失敗例を体系的に整理しています。

107 ● 思考力，協働力，実務力

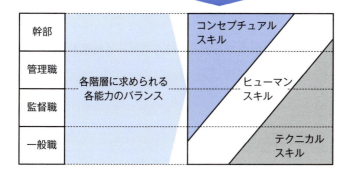

　しかし，経営に関する知識を身につけても，その知識を現場に活かすことができなければ，組織の役には立ちません。経営に関する知識を活用するスキルが経営管理知識の統合力ですが，具体的には，問題解決や課題解決のスキルとなります。組織の中の問題を見つけるには，どのように見つけるのか，その問題を解決するには，何をどこまで改善すればよいのかという点については，経営管理知識に基づく組織の知識が必要になります。

人と接して，人を動かす協働力

　思考力によって，組織を良くするための道筋と方法を見つけ出したとしま

す。しかし，その方向に沿って，職員が動かないことには，考えたことが絵に描いた餅になってしまいます。すると，組織の中で人を動かすということが大切になります。そのため，思考力に対して，人と接して動かす協働力は，二人三脚の関係にあるといえます。

　協働力として習得するべきものには，リーダーシップやモチベーション，コミュニケーションという３つの領域があります。

▶階層によって異なる，求められるスキル

　３つのスキルは，組織の中で働くすべての人に有効なスキルです。ただし，階層によって重視されるスキルが違います。図に基づいて説明しましょう。昇進すると，求められるスキルが異なっていくのです。若いときには，実務の担い手として実務力を身につけ，活かすことが求められます。一方，昇進して職位が上がってくると，組織をどのように変えていくかという思考力が求められてきます。どの職位でも人との接点を持って仕事をしますので，協働力はどの階層でも求められます。

108

階層教育，職能教育，自己啓発

職員の教育法の3種類を理解する。実務を教える職能教育に対して，思考力と協働力を教える階層教育の両面の体制を整備しよう。

▚職員の教育法の3種類

組織の中で，学ぶべきものの種類について説明してきました。本項では，教え方の種類について説明します。組織の中での職員への教育方法には3種類あります。職能教育と階層教育，自己啓発です。これら3種類は，どれかをやればよいというものではなく，すべてをやることが必要なものです。さまざまな組織の教育の実態を見ていると，職能教育は行われているのですが，階層教育と自己啓発は行われていないことが多いようです。では，それぞれの教育の内容について説明しましょう。

▚部門の職能教育による実務力の向上

組織の中で，間違いなく実施されているのが職能教育です。職能教育では，各部門の仕事に必要な知識やスキルを教えます。職能教育を行っていなければ，新しく採用した職員が仕事をすることができません。ですから，どんな組織においても，職能教育は行われているのです。

しかし，仕事のやり方を教えているとはいっても，先輩が後輩に対して，仕事をしながら説明をしているというケースもあるかもしれません。正確にいえば，こうした育成の方法は職能教育とはいえませんが，実際に仕事のやり方を教えているので，職能教育をやっていると表現することもできそうです。

また，職能教育というのは，その部門における仕事の進め方を教えるの

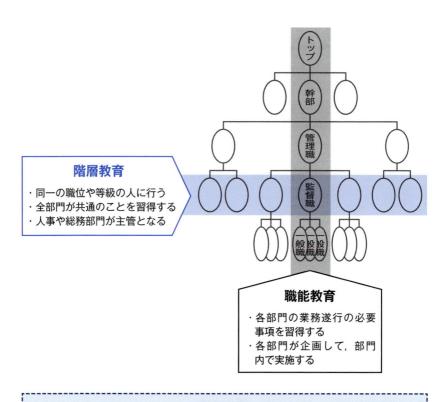

　で，教育の担い手は，その部門の人です。つまり，部門の人が，部門の中の人に実務力を教えるというのが職能教育の基本的なパターンです。
　職能教育の理想的な姿とは，入職時や入職後の年度ごとに学ぶべき点が体系的に整理され，どのタイミングで誰が誰に何を教えるかが明確にされていることです。

▮階層教育による思考力と協働力の向上

　思考力や協働力を教えるのが階層教育です。一般的には，新入職員や中堅

職員，係長，課長，部長という同じ職位の人に対して，その職位において必要なことを教えるのです。

階層教育で学ぶのは，マネジメントやリーダーシップ，コミュニケーションといった内容です。マネジメントといっても，課長クラスは職場の管理方法を学ぶ必要がありますが，部長クラスになると，組織全体での利害関係の調整方法なども学ぶ必要が出てきます。つまり，階層によって学ぶことが違うのです。

また，学ぶ内容が職位に応じた内容ですので，異なる部門の人であっても同じ内容を学ぶことになります。つまり，職能教育が部門ごとに行われるのに対して，階層教育は異なる部門の同じ職位の人が集まって教育を受けるのです。

組織の規模が大きいと同じ職位の人がたくさんいるので，組織の中で階層教育を行えます。しかし，組織の職員の人数が少ないと，課長研修をやろうと思ったけれど課長が2人しかいないなどということになり，組織の中で階層教育を行いにくいのです。小さな組織の場合，外部で研修を受けるというのが一般的のようです。

個人のキャリア形成のための自己啓発

職能教育と階層教育は，組織の全職員に対して実施するものです。しかし，さまざまな組織の中では，仕事をより良く進めていこうと思うと，その部門において習得したい知識やスキルが出てきます。そこで，すべての職員に対して一律に実施する職能教育や階層教育に対して，必要な人が自由に学べる教育の機会として，自己啓発が存在します。

また，組織によっては，職員の将来への成長に向けて，各職員のキャリアプランを作っているケースがあります。キャリアプランでは，各職員がどのように成長していくかを記述するので，その成長に必要な学習をする場が必要になります。そんな場面で，自己啓発として学習の機会を与えるのです。

自己啓発の進め方としては，外部のセミナーに参加したり，通信教育やe-ラーニングなどを受けられるようにするという方法が行われています。

109 リーダーシップ，モチベーション，コミュニケーション

> 人間関係構築に不可欠な3領域とは，人を引っ張るリーダーシップ，相手のやる気を引き出すモチベーション，相手と上手に接するコミュニケーションである。

▶協働力を構成する3つの領域

　組織に必要な3種類の能力における協働力を高めるには，何を学べばよいかという点を説明しましょう。協働力はほかの呼び名で表現すると，人間関係力や対人関係力などです。

　協働力の領域は，リーダーシップとモチベーション，コミュニケーションです。この3つの領域は，重なり合う部分もあり，わかりにくいところがあります。例えば，リーダーシップの本に，モチベーションのことが解説されていたりしませんか？　また，3つの領域の総称として，協働力といわずにリーダーシップと表現する場合もあります。そこで，この3つの領域を体系的に理解するために，どのように理解すればよいかを考えてみましょう。

▶人を引っ張るリーダーシップ

　まずはリーダーシップについて考えてみます。リーダーシップという言葉は，引っ張る（Lead）という単語の派生です。あるチームを主導する人をリーダーと呼んだりします。ですから，組織の中で，人を引っ張るための知識やスキルをリーダーシップと位置づけるとわかりやすいのです。

　組織の中で，各職位の人には，自分に課されている役割や目標があります。その役割や目標を達成するには，自分1人の力だけではなく，組織のほかの人の協力が必要になります。そこで，自分の役割や目標を達成するために，周囲の人を引っ張っていくためのスキルを学ぶ必要があるのです。それ

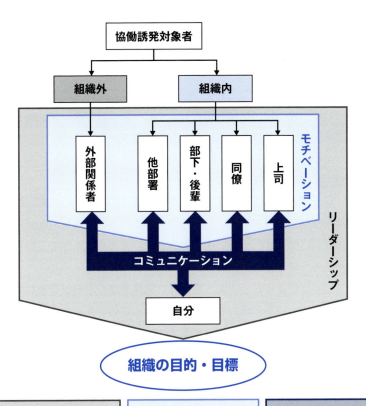

がリーダーシップです。

▶相手のやる気を引き出すモチベーション

　周囲の人を引っ張っていくためのリーダーシップのスキルを身につけたとします。そして，職場のメンバーとともに，自分の役割や目標の達成に向けて活動を開始したとします。しかし，メンバーにやる気がある場合と，やる

気がないけれども仕方なく協力する場合では，活動の結果はどうなるでしょうか。いうまでもなく，職場のメンバーのやる気がある方が，より良い結果になるでしょう。

そこで，リーダーシップで人を引っ張るにあたって，相手のやる気を引き出す力があれば，より良い結果を導きやすくなります。つまり，協働する相手のやる気を引き出すのがモチベーションなのです。

▌相手と上手に接するコミュニケーション

リーダーシップとモチベーションのスキルを身につけたとします。周囲の関係者と共同作業を遂行するという場面において，人と接することがたくさん出てきます。このとき，上手に接することができるかによって，相手との人間関係が変わってしまいます。

つまり，上手に接することによって良好な関係を築くことができれば，自分の目標に対して，相手の協力を最大限に発揮してもらえるように期待できるのです。そこで，リーダーシップやモチベーションの効果を最大限に発揮させるために，コミュニケーションのスキルを身につけることが有効となるのです。

リーダーシップとモチベーション，コミュニケーションは，どれかについて学べばよいのではなく，3つのスキルをすべて身につけることが大切です。

110 聞く効果と説明する効果

> 相手に説明し，相手からほかの人へ説明してもらうことで，相手は説明した内容への理解を深めることができる。

▼一堂に集め全員に説明すると効果が低い

　職場内で伝達しなければならない事項があり，内容を徹底してほしいという場面があったとします。そんなとき，伝え方次第で伝わり方が大きく変わることがあります。大人数を前に伝えるより，誰かを介して伝えた方が，徹底したいことが伝わりやすいのです。

　例えば，ある部署に課長と課員10人がいたとします。課長を含めた11人を一堂に集めて，その場で徹底事項を説明するのは効果が小さくなります。まず課長に説明して，課長から課員へ説明してもらうという方法を取った方が，徹底の効果が高くなります。

▼人へ説明することによる不思議な効果

　職場に徹底事項を説明するのであれば，全員を集めて一斉に説明した方が効率的です。しかし，人を介した方が効果的なのはなぜでしょうか。先ほどの例をもとに考えてみましょう。

　課長を含めた11人を集めて，その場で説明したとします。そういう場面では，今は忙しいから難しいとか，ほかの仕事に悪影響が出るとか，反対意見が出てくることがあります。そのような場面で，部署の長である課長は，みんながそういうならもう1度練り直してみよう，実施を延期しようなどといい出すことが多いと思います。つまり，課長が職場のメンバーの反対意見に同調してしまうのです。

　これに対して，まず課長に1対1で説明し，その後に課長から課員に説明

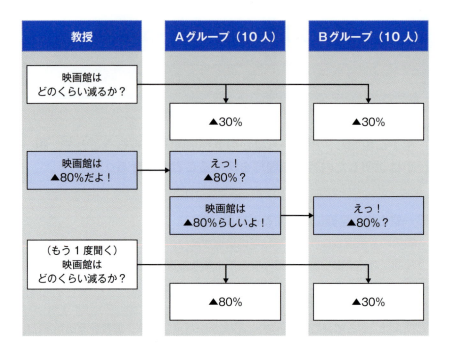

してもらったとします。それでも，課員が反対意見をいってきたとしましょう。そんなとき課長は，「やってみなければわからないではないか，やる前から否定ばかりではなくどうすれば成功するかを考えるべきだ」などということがあります。つまり同調しないということですね。

よく考えてみると不思議なことですが，課長を含む全員に説明するときより，課長への説明の後に，課長から課員に説明してもらった時の方が説得の効果が高くなるのです。

▶段階的な説明で効果が高まる

この不思議な例は，米国の大学で検証されました。その検証結果を図に基づいて説明しましょう。

テレビが家庭に普及しつつありましたが，まだ家庭の娯楽は，家族で映画を観に行くという時代の話です。ある教授がAグループとBグループの学生

を集め，テレビの普及で映画館がどのくらい減少するかを問いました。すると，学生は30％程度減るといいました。次に，教授はAグループの学生を集めて，映画館が80％減少するという資料を説明しました。その後，Aグループの学生がBグループの学生にその資料を説明しました。その説明の後で全員を集め，もう1度映画館がどのくらい減るかを問いました。すると，Aグループの学生は80％減少すると答えたのですが，Bグループの学生は最初の通り30％減少すると答えたのです。

　2つのグループの違いは，教授から説明を聞いた後にほかの人へ説明したか，教授から説明を聞いただけかの違いです。聞いたことをほかの人に説明した人は，聞いた話の意見に近くなるということがわかったのです。

　先ほどの例に戻りましょう。課長に説明をして，課長が課員に説明すると，課長は徹底事項に挑戦しなければならないという思考になるのです。

▌組織全体へ説明するときのポイント

　大人数に対して一斉に説明するより，人を介して説明した方が説明する内容への賛同者を作ることができ，徹底事項の説明がうまくいくということがわかりました。しかし，この取り組みを丁寧にやろうとすると，課長に説明して，課長が課員に説明する場にも同席することが必要になります。そうすると，課長への説明と課長による説明と2度も説明の時間を要することになり，効率が悪くなります。徹底事項の効果は高いのですが，効率は低いので，忙しい時には実践しにくいかもしれません。しかし，忙しくても長い目で見れば，人を介した説明の効果が大切です。

行動と意識から見た
定着のメカニズム

> 心理学に基づく定着のメカニズムがある。無意識下での定着状態を作り上げるには、21日間の継続的な取り組みが有効である。

▶意識と行動による定着の定義

職場で徹底するべきことをいくら説明しても、なかなか定着しないことが多いのではないでしょうか。さて、この定着が何であるかという点について考えてみましょう。

例えば、部屋を散らかさないということを題材に、定着とは何かを考えてみます。定着とは、行動と意識の2面で捉えることができます。特に意識していないにもかかわらず、散らかさないように整理するという行動をとっているのが、定着した状態です。つまり、無意識な状態において行動している状態が定着なのです。

▶物事の定着のプロセス

では、物事を定着させるには、どのようなプロセスをたどるのかについて、先ほどの掃除を題材に考えてみます。最初は、掃除をする意識もなく、掃除をしていない「無意識的無行動」の状態から始まります。そこで、掃除をするようにと重ねて指示していると、本人は掃除をしなければと思いつつも、なかなか掃除をしないという「意識的無行動」の状態になります。さらに、掃除をするようにいい続けると、やがて掃除しないといけないからといやいやながら掃除を始める「意識的有行動」の状態になります。その状態を続けていると、やがて、意識していないにもかかわらず、掃除をするという「無意識的有行動」の状態になります。この無意識的有行動の状態が定着し

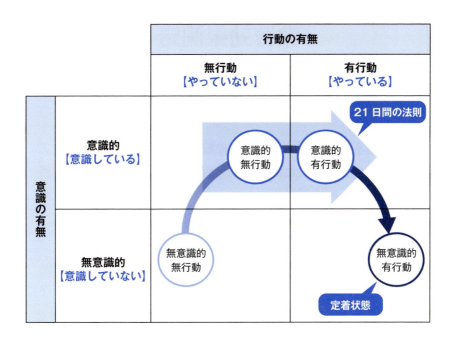

た状態です。

　つまり，人の行動が定着するには，無意識的無行動→意識的無行動→意識的有行動→無意識的有行動のプロセスをたどるのです。

▼心理学の知見を踏まえた定着の道筋

　定着してほしいことを，毎日いい続けていると，多くの人の場合，いやいやながらもいわれたことをやるようになります。しかし，いわなくなると，やがてやめてしまうということも多いのではないでしょうか。では，どうすれば意識的有行動から無意識的有行動の状態に持っていけるのでしょうか。そこに脳科学の定説を活かせそうです。

　心理学においては，人はあることを21日間連続して取り組んでいると，その取り組みが習慣になるという定説があります。この定説を信じるならば，意識的有行動の状態になってから，21日間いい続けていれば，いったことをやり続けてくれて，22日目には習慣になるのです。

112

教育効果測定

> 教育効果を測る4つのレベルを理解する。教育後は，学んだ人の満足度，学んだことの習得度，習得したことの実践度，実践による組織への影響度で測る。

▶教育の効果を評価する4つのレベル

　研修を実施する際には効果を評価することが大切ですが，実際には実施した回数や参加人数などを測定しているケースが多いようです。しかし，それらを測っても，効果を測ったことにはなりません。

　研修の効果を評価するには，研修を受けた人の変化を見ることが大切です。研修効果を測定する方法には，①教育満足度の評価，②教育習得度の評価，③行動変容度の評価，④組織影響度の評価の4種類があります。次にそれぞれの評価法を説明しましょう。

▶教育効果測定における評価点と評価方法

　①教育満足度の評価：研修を実施したときに，受講者アンケートを配布することが多いようです。研修に満足したか，受講前に期待していたことを満たしたのか，研修で説明されたことを理解できたかなどをアンケートで確認します。ただし，アンケートでの満足度が高くても，研修で学んだことが身についていなければ，研修効果はなかったことになります。

　②教育習得度の評価：研修に参加したことの満足度と同時に，研修で学んだことをどれだけ習得したかを確認することが大切です。いろいろと学んだといっていても，実際には忘れてしまったり，正しく理解されていなければ意味がありません。そこで，研修後に研修内容に関する理解度を確認するためのテストを行い，研修で聞いたことをどれだけ正しく理解しているか確認

評価レベル	評価の着眼点	評価手法
組織影響度	研修で学んだことの実践により，組織や会社がどう良くなったか？	業績評価 風土調査
行動変容度	研修で学んだことを，職場でどれだけ実践しているか？	360度評価 未受講者比較調査
教育習得度	研修で学んだことを，どれだけ身につけたか？	研修前後の習得度テスト 研修後の理解度テスト
教育満足度	研修に参加してよかったか？ 研修は役に立ったか？	職場への研修報告書 受講後アンケート

します。

　③行動変容度の評価：研修の場では学んだことを理解していても，研修後に職場に戻ったときに学んだことを活かしていなければ，研修を受けた意味がありません。そこで，学んだことを職場でどれだけ実践しているかを確認するのです。

　④組織影響度の評価：③のように職場に戻って実践することは大切ですが，実践したことによって，職場が良くならなければ研修の意味がありません。そこで，研修で学んだことを実践した結果として，組織がどれだけ良くなったか測ることが大切です。研修を実施するときには，研修の目的が明示されているはずですから，そこに記述されている内容をもとに測りましょう。

▶教育項目によって評価レベルを設定する

　研修を実施したときには，4種類の評価が大切と説明しました。しかしすべての研修で，4つを評価するというのは大変です。そこで，①だけを評価する，あるいは①と②，①〜③を評価するなど，研修ごとに決めることも大切です。

有効な行動の指導と成績圧力

[有効な行動を具体的に指導することの効果を理解しよう。]

▶**部下への指導における2つのアプローチ**

　職場で高い業績を上げるには，職場のメンバー全員が力を発揮することが必要です。そのとき，メンバーを見渡すと，良好な実績を上げる人と低調な人が混在します。当然ながら，業績が低調な人が高い業績になれば，全体の業績を底上げすることができます。

　業績が低調な人の業績を引き上げるには，人によってさまざまな対応があるでしょう。その対応法は，プレッシャーを与えるアプローチと，有効な行動を具体的に指導するというアプローチに大別できます。

▶**有効な行動を指導するアプローチ**

　部下の業績を上げるためには，有効な方法を伝えるというアプローチが有効な場合があります。部下のスキルレベルが低いときには，有効な方法を説明することが重要です。なぜならば，良い方法を知らないままにただ頑張ってみても，努力に見合う成果を得られないからです。より良い方法がわかれば，同じ時間でより良い業績を達成できる可能性があるからです。

　この着眼を活かすには，取り組んでいることに対する部下の能力を正確に把握すること，業績を上げるための正しい方法を知っていることの2つが大切です。年齢が高く，在職年数が長くても，担当する仕事に対するスキルのレベルが低ければ，有効な行動を指導することが求められます。

　また，有効な行動を伝えるということは，自分のやり方を指導するのではなく，有効な方法を指導するという点が重要です。自分が知っているやり方が必ずしも最適な方法とは限りません。有効な行動を指導できるためには，

		成績への圧力	
		強い	弱い
有効行動の指導	強い	業績：中	**業績：高**
	弱い	業績：中	業績：低

有効な方法に関する情報を普段から収集しておくことが求められます。

▶成績への圧力をかけるアプローチ

　部下のスキルレベルが高いにもかかわらず，業績が低迷する場合もあります。こんな場合には，部下は正しいやり方を知っているので，そのやり方でしっかりやり抜くよう働きかけることが大切です。厳しいいい方をすると，成績への圧力をかけるということになります。

　しかし，相手の能力が低いときには，成績への圧力をかけると逆効果になります。

114

配慮的対応と督励的対応

> 個人の成長＝優しさ＜厳しさ
> スキルレベルが高くなってきた人には，優しい対応から厳しい対応に切り替えると指導の効果が上がる。

▶優しい対応と厳しい対応

　部下への接し方にはさまざまな分類の視点があります。優しい対応と厳しい対応という見方もあります。人によって，常に優しい対応をする人や，常に厳しい対応をする人がいるようです。優しい対応である配慮的対応と厳しい対応である督励的対応の効果を理解したうえで，部下への接し方を考えることが大切です。

▶優しい配慮的対応のポイント

　管理者や監督者には，部下が悩んでいると，いろいろと話を聞いて相談に乗るという人もいるでしょう。部下が何かに失敗したときには，叱責することなく温かく見守るという人もいるでしょう。こうした対応が配慮的対応です。

　部下に対して，配慮的対応で接すると，最初の段階では部下の反応が急激に良くなる傾向があります。しかし，時間が経過すると，配慮的対応に慣れてしまい，部下の反応はさらに良くなるという変化には至らないようです。

▶厳しい督励的対応のポイント

　管理者や監督者には，部下に対して高い目標を与え，その達成に向けて厳しい指示や命令をするという人もいるでしょう。また，働きぶりが好ましくない人がいたときには厳しく叱るという対応をする人もいるでしょう。こう

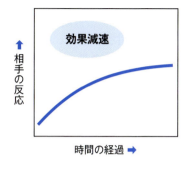
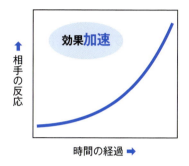

した対応が督励的対応です。

　部下に対して，督励的対応で接すると，最初の段階では，部下はあまり良い反応を示しません。しかし，引き続き，督励的対応で接していると，徐々に良い反応が現れてきて，さらに督励的対応で接しているととても良い反応になり，やる気が出てくるようです。

▌スキルレベルが上がった人に有効な督励的対応

　上司として部下と接するときには，部下のスキルレベルを確認して，低い段階では配慮的対応で接することが有効です。しかし，スキルレベルが上がってきたら，督励的対応で接した方がよいということになります。こうした点に留意すれば，部下のやる気を高いレベルに維持できるのです。

115 手段指示と目的指示

> 目的による指示が相手を成長させる。手段を指示すると，その通りにやることしか考えず，目的を示せば方法を自分で考えるようになる。

▶仕事の指示における2つのパターン

　人に掃除を依頼するときに，「掃除機をかけてください」と手段で指示するパターンと「きれいにしてください」と目的で指示するパターンがあります。掃除機をかけるようにいわれた場合には，掃除機をかけただけで掃除を終わらせるのではないかと思います。しかし，きれいにするようにいわれた人は，まずは不要なものを捨てるかもしれません。また，掃除機をかけた後で雑巾がけをするかもしれません。どうしてこのような行動の違いが出てくるのでしょうか。

　掃除機をかけるという指示は，手段を指示しているといえます。一方，きれいにするという指示は，目的の状態を指示しているのです。目的を指示した場合には，指示された人は，指示された状態を実現するために，何をすればよいかという手段を考えることになるのです。

▶手段指示で注意するべきこと

　手段を指示すると，受け手の人は，指示された手段を全うすることに集中してしまう傾向があるようです。先ほどの掃除の例でいうならば，掃除機をかけるようにといわれた人は，掃除機で吸引できないものがあったときに，そのゴミを放置してしまうかもしれません。つまり手段を指示すると，結果に対する責任の意識が生まれにくいのです。

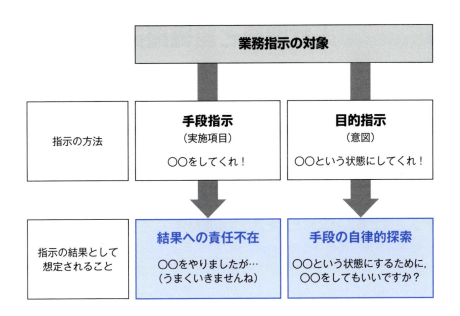

▌自発性を生み出す目的指示

指示をするときに，手段の先の目的を指示すると，目的を達成するために何をすればよいかを考える機会を得ることになります。手段を指示される人が指示されたことだけをやり，結果には責任を持たなくなる傾向があるのに対し，目的による指示をすると，指示された人は，目的を達成するための手段を考えるのです。そのため，指示された人が育つ機会を得ることになるともいえます。

▌相手のスキルのレベルに応じて指導パターンを選択する

手段による指示と目的による指示において，単純にどちらがいいとはいえません。ここまでにも何度か話題に出たことですが，指示する相手のスキルレベルによって，指示のやり方も変わるといえます。相手のスキルレベルが低い場合には，手段による指示が有効といえます。しかし，相手のスキルレベルが高い場合には，目的による指示が有効ということになります。

116

人材開発と組織開発

> 人の能力を引き上げるという発想と同時に，今持っている能力を発揮させるという発想も同時に考えよう。

▎人を育てる人材開発と人を活かす組織開発

　仕事の成果を高めるときに，人の能力を引き上げるということは重要な対応策です。しかし，その逆といえる着眼もあります。つまり，人の能力を引き上げるのではなく，人が持っている能力を最大限に発揮させるという方法です。人の能力を引き上げることを人材開発といい，人の能力を発揮させるというアプローチは組織開発といいます。似たような言葉ですが，全く逆の意味です。ちなみに組織開発とは，今の組織で人の能力を最大限に発揮させるアプローチであり，組織の形態を変えるアプローチは組織設計と呼びます。

▎成功例が多く，有効な組織開発

　では組織開発がどういうことなのかを事例で確認しましょう。

　最近は，業績が悪くなった組織が買収されるというケースが多いようです。買収された後，働いているメンバーは代わらないのに，短期間に業績が向上するというケースが多いと思いませんか？　スポーツのチームにおいても，監督が代わっただけで翌年の成績が急上昇するというケースがあります。

　これらの例は，組織の中にいる人の能力が上がったのではなく，人が持っている能力を最大限に発揮させたことの結果といえます。ではなぜこのようなことが起きるのでしょうか。その理由の第1は，今いる人が，能力を持っていながらも発揮していないということが生じているからなのです。例えば，外交的で人あたりの良い人が，施設内部の管理業務をしていたとしましょう。そういう人が，外部の施設との連携の主役になれば，紹介などをし

組織設計	組織開発	人材開発
組織図を作る	今の人材の能力を発揮させる	人材の能力を向上する
組織の骨格・骨組みの設計 【西洋医学的アプローチ】 組織の仕組みをデザインする	インフォーマルな関係性やプロセスの運営方法を革新する 【東洋医学的アプローチ】 1人ひとりのマインドや組織風土を対象	
	【短期的スタンス】 現有の人材の特性を踏まえてその持ち味を最大限に発揮させる	【長期的スタンス】 個々の人材が持つべき能力を高め，習得した能力を発揮する

てもらえる件数が増える可能性もありそうです。

▶組織開発のさまざまなアプローチ

　人の能力を上げることなく，持っている能力を発揮させるという視点で考えると，さまざまなアプローチを導き出すことができます。

　仕事をするメンバーの編成を変えると，気の合う人と一緒に仕事ができるために，より良い成果を発揮するということを期待できるかもしれません。人への接し方を変えると，自分を大切にしてくれていると感じた人が，今まで以上に頑張ってくれて，成績が向上するということが起きることも考えられます。また，今日やることを毎朝リストアップしてもらい，それぞれが何時で終わるかを確認するとします。すると，例えば普段2時間かけてやっていたことを1時間半でやるという計画を立て，結果として1日の仕事量を引き上げる効果が出る可能性があります。

　これらの例はいずれも，人の能力を引き上げているのではなく，今持っている能力を最大限に発揮してもらうというスタンスです。

▌人材開発と組織開発を相乗的に活用する

　どの組織に行っても，組織の課題の1つに人材開発が入っているものです。人材の能力を引き上げる人材開発と同時に，人材の能力を最大限に発揮させるという組織開発の視点も持ってほしいものです。

　組織開発の視点がなければ，人材開発によって能力は高まったものの，その能力を実務に生かしてくれないということが起こってしまうのです。

> **コラム　所属する組織の価値観を理解していますか？**
>
> 　組織風土とは，その組織に根づいた価値観ともいえます。この価値観をどのように認識しているでしょうか。例えば，ある組織では，新しいことにどんどん挑戦することが良しとされ，別の組織では，堅実に今までのやり方でやり抜くことが良しとされます。これは組織による違いです。組織の中で，褒められるときにはどのようなフレーズがよく使われるか，また叱られるときはどうか，1度整理してみるとはっきりするはずです。
>
> 　これは，働く職員1人ひとりについても同じことがいえます。どういう言葉に喜び，どういう言葉を嫌がるのか，その人の価値観を知らなければ，良好なコミュニケーションは難しいでしょう。価値観を明確にするには，その人が大事にしていることを10個書き出したうえで，優先順位をつけて並び替えてもらうのが有効です。書き出すことが難しければ，出てきそうなキーワードを30～50個並べて，その中から選んでもらうという方法もあります。
>
> 　組織の力を引き出すためには，個々の価値観を理解し，統合していくプロセスが必要なのです。

117

職務拡大と職務充実

> 担当領域を広く任せ，さらに新たな領域を任せると，モチベーションが高まり，人材育成効果が得られる。

▌T字型の能力発展方向

　人が組織の中で経験を積むと，時間とともに仕事に対応できる能力が身につき，より多くのことができるようになります。このとき，能力が身につくには，2つの方向があります。1つは，ある領域の中で第一人者といえるほどの深い知識を持つという方向，もう1つは，さまざまな部門の業務を経験することにより，浅いけれども広範囲の知識を知っているという方向です。

　能力拡大の方向について，1つの領域を深く知り尽くすという方向を縦方向，広く浅く身につける方向を横方向と位置づけると，能力拡大は，アルファベットの「T字」といえます。

▌仕事の深さを追求する職務充実

　担当している仕事の深さを深めることを職務の充実といいます。指示された仕事をしているという立場から，その仕事のより良い方法を考えるという役割を持ってもらうというのは，その仕事に深く関わってもらうということになります。さらに，その仕事について，他施設でのやり方を調べてもらい，それらを踏まえてより良い方法を考えるという深め方もあります。

　こうして，今の仕事をそのまま継続するのではなく仕事の深さを深めていくと，人はやりがいを感じてより頑張る傾向があるといいます。

▌仕事の幅を広げる職務拡大

　職務充実に対して，仕事の領域を広げることを職務拡大といいます。その

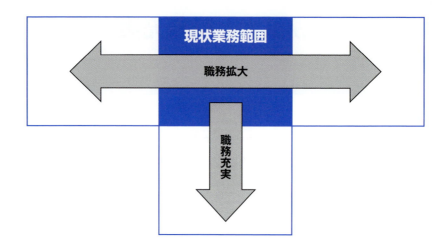

　部署の中のすべての業務を行えるようにするということは職場における職務拡大です。また，複数の部門を経験することによって，施設全体の業務を行えるようにすることは施設における職務拡大です。

　職務拡大を実現できると，幅広い視野を持てることになります。そうすると，全体から見て何が好ましいかという全体最適を考えられるようになるのです。

▸人に合った能力発展方向を模索する

　人の能力の向上には，2つの方向がありますが，人によって，能力を伸ばす方向の適不適があります。1つの領域で専門家として，縦方向の職務充実に重点を置いた方がよい人がいれば，逆にいろいろな領域の仕事を経験してもらうと力が発揮しやすくなるという人もいるということです。

　今の仕事のまま縦にも横にも広がらないのは，人の成長を抑制してしまうので，どちらかの方向に育成していくことが大切です。では，相手の育成方向をどのようにして判断すればよいのでしょうか。それは，1年に1度，今の立ち位置を踏まえて今後どのような方向に成長していきたいか話し合う場を持つのです。本人の意思を踏まえ，成長する方向を定めて，その方向に沿って成長できるように，教育の機会や仕事の領域を変えていくのです。

118

ほめると叱る

> 上位者のやるべきことは仕事の指示であり，うまくいけばほめ，うまくいかなければ叱ることが指導の基本である。

▎仕事の指示をして，終わったらほめるか叱る

　組織の管理者やリーダーとは，メンバーの力を結集し，部署の役割を果たすことが大切な責務です。その責務を果たすために，メンバーに対してやってほしいことを指示することが日常の姿です。つまり，リーダーというのは，人に指示をして，やってもらうのが仕事といえるのです。

　さて，人に仕事を指示すると，指示したことがうまくいったか，うまくいかなかったかのどちらかの結果に至ることになります。そのとき，うまくいっている場合にはほめることが求められ，うまくいっていないときには叱ることが求められます。リーダーというのは，仕事の指示をして，結果に対してほめるか叱るという言動を繰り返す仕事といえます。

▎聞き手が納得するほめ方

　人に仕事を依頼して，うまくいったらほめるのですが，単にほめるのではなく，効果の高いほめ方をすることが大切です。上手にほめると，相手は次も頑張ろうという前向きな気持ちになります。ほめることは，相手を承認することになるので，動機づけの効果が得られるのです。

　しかし，ほめ方が悪いと，ほめたことの効果を得られません。例えば，「君は世界で1番すばらしい」といわれたら，うれしいでしょうか？　聞いている方からすると，話している内容が疑わしいと感じるような内容は逆効果です。そんなときには，「これまでに仕事で接してきた人の中で，1番時間を守る人だね」といえば，ほめる対象の人数とほめる内容を限定しているので，

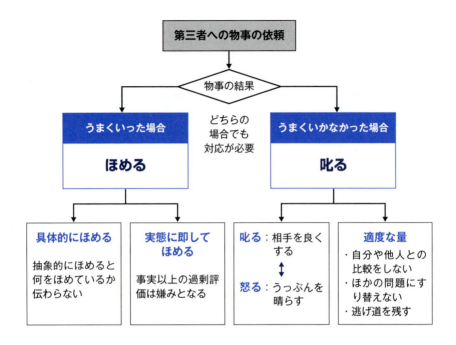

現実的に受け止められます。

▶指導効果の高い叱り方

　指示したことがうまくいっていないときには，叱ることが必要といいましたが，叱ると怒るという言葉の違いから確認してみましょう。指示したことがうまくいかなかった場合に，怒るという表現をする人もいます。実は，叱ると怒るというのは，全く意味の違う言葉なのです。叱るというのは，相手の悪い点を指摘して，相手を良くするという意味です。一方，怒るというのは，不愉快な事象に対してうっぷんを晴らすということであり，そこに，相手を良くするという意味合いはないのです。

　では，相手を良くするために，どのように叱れば効果的なのかを考えてみましょう。上司として部下を見ていると，悪い点が数多く見えることも多いと思います。しかし，叱るときには適度な分量に抑えることが大切です。人は，1度に多くのことをいわれても受け入れられないといわれています。で

すから，1度に1つだけを取り上げて叱るようにした方がよいでしょう。

　また，叱るときに，ほかの誰かと比較するのは効果が薄いようです。相手が，ほかの人より自分の能力が低いと思っているとしたら，その人は当たり前だと感じてしまうだけです。誰かとの比較ではなく，その人の行為のどの部分が悪いのかを具体的に指摘することが大切です。

　ほかにも，叱っている最中に，本題と違うことを持ち出すのも効果が薄いようです。ほかのことを持ち出してしまうと，叱っている対象の焦点がぼやけてしまいます。

　また，叱るときには，その先に敗者復活のための逃げ道を残すことが大切です。次のチャンスを準備しなければ，相手は良くなるための機会を得られません。叱ることによって相手を良くするという効果を実現できなくなるのです。

119

ティーチングとコーチング

> 知らないことに対してはティーチングで対応し、知っていることに対してはコーチングで自発性を誘発しよう。

▶指導方法における2つのアプローチ

　人を指導する方法には，ティーチングとコーチングというアプローチがあります。これらの言葉をひも解くと，とても簡単な意味合いが出てきます。ティーチングというのは，教えるという単語です。一方，コーチングというのは，コーチという単語の派生です。最近では，ティーチングよりコーチングが大切だなどという人もいるのですが，両方とも大切な考え方です。では，その違いとポイントを確認しましょう。

▶知らないことは与えるティーチングで

　誰にでも，学校で知らないことを教えてもらった経験があるでしょう。職場においても，初めての仕事をするときに，何をどうすればよいかわかりません。相手が知らないことについては，ティーチングが有効です。学校を思い起こすとわかることですが，ティーチングは，1度に多くの人を対象にすることができます。しかし，教える人の力量以上のことを教えることはできないという点があります。これらを踏まえて，ティーチングをどのような場で活用し，何に注意するべきかを考えることが大切です。

▶相手の行動を誘発するにはコーチング

　ティーチングに対して，相手の能力を引き出すのがコーチングです。コーチングでは，答えは相手の中にあるという前提に立っています。相手が知っている答えを，相手に気づいてもらうために，相手に対してさまざまな質問

ティーチング

先生 →教える→ 相手

1度に多くの人を対象にでき，画一的な内容を浸透させるのに効果的

しかし

教える人の力量が相手の習得レベルの限界
相手は，受け身になりやすい

コーチング

コーチ →問いかける→ 相手 気づき

相手の自発性を誘発できる
相手の個性を活かせる

しかし

時間がかかる

を投げかけます。相手は，その質問をきっかけにして答えに気づきます。教えられたことでもなく押しつけられたことでもなく，自分で気づいたことなので，思い立てばすぐに実行するという点がコーチングの特徴といえます。

相手にさまざまな知識があり，迷いの中にいるときには，とても効果的なアプローチです。しかし，1対1の対話を通じてコーチングを行うので，ティーチングと比べると時間がかかります。コーチの方で，答えがわかっていても，それをいわずに気づくのを待つのですから，時間がかかるのも当然です。

また，コーチングをしているつもりなのに，自分がたくさん話してしまい，コーチングの効果がないというケースもあるようです。効果を出すには正しい進め方を理解しましょう。

▼相手に応じた指導方法の選択を

直面している仕事に対して相手の知識レベルが低い場合には，ティーチングで対応します。しかし，知識を身につけた人でその先を思い悩んでいる場合には，コーチングによって，自分自身で答えを見つけ出してもらうのがよいでしょう。ということは，ティーチングスキルとコーチングスキルの双方を身につけておくことが必要ということになります。

120

A人材とC人材への対応法

> ハイパフォーマーとローパフォーマーへの個別の対応が，それぞれのパフォーマンスを引き上げる。

▶2：6：2といわれるABC人材

　アリの世界には働きアリの法則があるといわれています。働きアリを観察すると，良く働くアリが20％，普通に働くアリが60％，あまり働いていないアリが20％とのことです。そこで良く働くアリだけを残してみると，やはり2：6：2になってしまい，働かないアリが出てきてしまうというのです。

　この話を人間の世界に適用すると，組織には，良く働く人と普通の人，あまり働かない人が2：6：2の割合になっているということがいえます。理想をいえば，組織の全員が良く働く状態が好ましいのですが，2：6：2の原則が現れるのです。ちなみに，マネジメントの領域では，この2：6：2の人材をA人材，B人材，C人材と呼んでいます。一般的なマネジメントの理論は，B人材を対象にしたものといえそうです。だとすると，A人材とC人材の対応方法を知っておくことが大切だということになります。

▶A人材をさらに飛躍させる対応とは

　組織では，仕事の成果の80％を，全体の20％であるA人材が生み出しているといわれています。A人材のモチベーションが低下してしまうと，組織全体の成果が大幅に低下することになってしまいます。そこでA人材に対しては，高いモチベーションを持続してもらうことが大切です。

　A人材のモチベーションを高めるには，3つの重要な対応法があります。1つは，成長機会を与えることです。A人材に該当する人は，仕事をまじめに取り組む人です。仕事をより良く進めたい，よりできるようになりたいとい

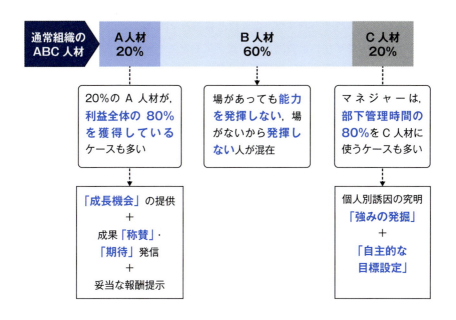

う意欲を持っていますから，能力を高めるような機会を欲しがります。本を買う，通信教育を受ける，外部の研修に行く，学会などに行くなどさまざまな手段があります。新たな仕事にチャレンジしたいという要望もあるかもしれません。その人との話し合いによって，相手が希望する成長機会を提供することが有効です。

2つ目は称賛で，3つ目は期待です。称賛とは，そのＡ人材の成果をたたえ，「ありがとう」，「とても助かった」という投げかけをすることです。期待とは，この先もＡ人材が必要であるというメッセージを投げかけることです。称賛と期待を抽象化すると，ほめるというニュアンスになるかもしれませんが，称賛と期待は，過去を称賛することと将来に期待することなので，全く異なります。この称賛と期待をうまく伝えましょう。

▶Ｃ人材を戦力化する方法があった

組織の管理者が，部下と接している時間の80％は，Ｃ人材と接している時間であるという調査結果があります。Ａ人材とは，立ち話程度でも指示した

いことが伝えられそうですが，Ｃ人材となると，「なぜやるのですか」，「どうやってやるのですか」と質問され，説明にもとても時間がかかります。Ｃ人材への対応方法に困っている管理者は多く，いくら話し合っても何も変わらないという話も聞きます。ではＣ人材に対しては，どう接することが効果的なのでしょうか。

　上司がＣ人材と一緒にいる時間を振り返ってみましょう。時間の大半を上司が話しているケースが多いようです。どう思うかと問いかけても，何も回答がないので，いろいろと説明してしまっているのではないでしょうか。すると，上司が話している時間が大半になってしまうのです。

　Ｃ人材との接し方のポイントは，強みを発見することと，その強みに基づく自主的な目標設定です。まず相手の話をよく聞き，相手がどのようなことに興味があり，どんな点が人並み以上なのかを探り出すのです。仕事の面だけでなく，プライベートの面での強みでも構いません。人には必ず，ほかの人より時間をかけていることがあるようです。時間をかけて熟練したことはその人の強みとなります。その強みを職場の中で活かせることを考えてもらうのです。例えば，写真を撮るのが好きなのであれば，職場のパンフレットの編集や掲示板のデザインなどをやりたいと自主的に申し出てもらうのです。こうして，その人が持っている強みに基づいて，強みを生かせる仕事を見つけるのです。

▌Ａ人材の中の精鋭であるＳ人材

　最後になりますが，Ａ人材の中には，Ｓ人材が隠れています。Ｓ人材というのは，Ａ人材の中で数年に１人しか現れないほどずば抜けた人材です。Ｓ人材は組織のトップになるような人材ですが，対応方法を間違えると退職してしまうことが多いようです。Ｓ人材については，組織の中では育成できないというのが教育の世界での通説です。ですから，出向や外部機関での研修機会などを与え，外で学んでくる機会を与えることが効果的です。一律的な対応ではなく，その人材の実情に合った対応方法を考えることが大切なのです。

業績を向上させ強い組織をつくる！
医療・介護の現場を変えるマネジメント・バイブル

定価　本体3,800円（税別）

平成30年3月16日　発　行

著　者	萩原　正英
発行人	武田　正一郎
発行所	株式会社　じほう

　　　　101-8421　東京都千代田区神田猿楽町1-5-15（猿楽町SSビル）
　　　　電話　編集　03-3233-6361　販売　03-3233-6333
　　　　振替　00190-0-900481
　　　＜大阪支局＞
　　　　541-0044　大阪市中央区伏見町2-1-1（三井住友銀行高麗橋ビル）
　　　　電話　06-6231-7061

©2018　　　　　　組版　スタジオ・コア　　印刷　音羽印刷（株）
Printed in Japan

本書の複写にかかる複製，上映，譲渡，公衆送信（送信可能化を含む）の各権利は株式会社じほうが管理の委託を受けています。

|JCOPY|＜(社)出版者著作権管理機構　委託出版物＞
本書の無断複製は著作権法上での例外を除き禁じられています。
複製される場合は，そのつど事前に，(社)出版者著作権管理機構（電話 03-3513-6969，FAX 03-3513-6979，e-mail：info@jcopy.or.jp）の許諾を得てください。

万一落丁，乱丁の場合は，お取替えいたします。
ISBN 978-4-8407-5071-4